大活字版

一生ボケない脳をつくる77の習慣

和田秀樹

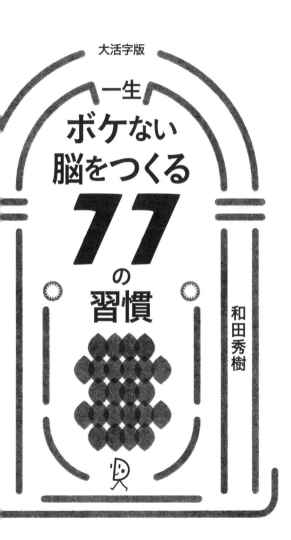

はじめに

「感情の老化」を防げば、ボケずに若々しく生きられる

歳をとると、体力・知力もある程度は衰えてきますが、しかし意外に一般的に考えられているほどではない、といえます。

たとえば、ある統計によると、65歳以上の高齢者で、杖など歩行補助器具を使わなくても普通の速さで歩ける人の割合は、65～69歳で95パーセント、70歳以上でも90パーセント以上にのぼります。

またある自治体で行われた高齢者を対象とした知能テストの結果、言語性IQや動作性IQといった知力を表す数値の平均を見ても、73歳まではいずれも100を超えています。

……そう聞くと、まだ「高齢者」の域には達していない中年世代の方は、「なんだ、そうか。じゃあ当分自分は元気にボケずに暮らせるわけだ」と安心され

るかもしれません。

しかし人間は、〝思わぬところ〟から、思わぬほど早い時期から老化が始まり、しかもそれを放っておくと体も見た目も老けてゆき、ボケまで始まってしまうので要注意です。

この〝思わぬところ〟とは——「感情」です。感情は40代頃から老化し始めるのです。


「感情の老化」といっても、どういうことかピンとこない方もいらっしゃることでしょう。おおざっぱに言ってしまえば、「気が若い」というときの「気」が老化してくるということですが、科学的な事象として言い換えると、「脳の前頭葉が老化する」ということです。

本書の序章でもお話ししますが、人間の脳はいくつかの領域に分かれており、その領域ごとに果たすべき機能が決められています。そのなかで、人間の感情をコントロールしたり、自発性や意欲、創造性などを司るのが、「前頭葉」という領域です。

前頭葉以外の、たとえば言語理解を司る側頭葉や計算能力に関係する頭頂葉は、日常的に使うためか比較的かなり高齢になるまで、その機能は老化しません。それゆえ前述の通り、平均的に73歳くらいまでは言語性ＩＱや動作性ＩＱを維持することもできるのです。

一方で前頭葉は、個人差もありますが40代頃から萎縮し、老化し始めます。そのため前頭葉が司る感情のコントロール機能や、人の自発性・意欲、創造性が衰えてしまうのです。

そうなると、どのような症状が現れるかについては、これから本書の序章をはじめ全編を通して随所で触れていくことになりますが、何より注意しておかなければならないのは、前述の通り、自発性や意欲が減退していくような「感情の老化」を放っておくと、ボケやすくなり、体も見た目も加速度的に老け込んでいくことです。

これが「老化は脳から始まる」、「人は感情から老化する」といわれる所以です。

医学的にいうと、「体力や知的機能よりも感情機能のほうが先に衰え、感情が老化するためにボケも始まり、体も見た目も老け込んでいく」ということ。仮に言語性ＩＱや動作性ＩＱがとりあえず維持できても、それ以外の面での老化やボケが始まってしまうのです。

しかしこのことは逆に、前頭葉の若さを保ち、「感情の老化」が防げれば、多くのボケ状態も未然に阻止できる、体や見た目の老化もストップできるということです。

それゆえ脳から全身に広がる老化を防止するには、まずは前頭葉を鍛えておくことが必須なのですが、ではそのためには、どのようなことを行えばよいのでしょうか――。

前頭葉の鍛錬法として最も有効なのは、前頭葉の機能そのものを普段からフル稼働することです。

たとえば歩かなくなったらとたんに足腰の機能が衰える反面、普段からよく歩く人は足腰も丈夫です。

これと同じように、普段から努めて前頭葉の機能を使いこむ、つまり、

①努めて意欲的になり、若々しい感情に自らを導き、
②頭の切り替えを速くし、
③創造力を磨いて働かせる、

ということが大切なのです。

この前頭葉の鍛錬にあたって、特に意識しておきたいことがあります。それは、「入力（インプット）系より出力（アウトプット）系が肝心」ということです。

脳のなかで、記憶する＝入力系に関わるのが側頭葉や頭頂葉なのに対し、前頭葉の機能は、ためこまれた記憶、知識や情報をひっぱり「出す」出力系に関わっています。

この「出す力」を意識的に鍛錬することで、前頭葉全体の機能の活性化が図

れるのです。

本書では、前頭葉の機能と、その老化を防止する「脳のアンチエイジング」法、つまり右記のような「前頭葉の鍛錬」の具体的方法を、様々な視座からご紹介していきます。

「いつまでも若々しくありたい」——古今東西、人類普遍のこの願いを皆さんご自身がかなえられる、その一助となれば幸いです。

和田秀樹

一生ボケない脳をつくる77の習慣　もくじ

序章　老化は「脳」から、若返りも「脳」から

第1章 脳の「出力系」を鍛える

第2章　脳の「変化対応力」を鍛える

第3章 感情の老化・思考の老化を防ぐトレーニング

第4章 日常の行動・習慣から若返る

YES	どちらともいえない	NO	
			←○の数
×3=(　　)①	×2=(　　)②	×1=(　　)③	←「○の数」にそれぞれ「3」「2」「1」をかけてください

			←○の数
×2=(　　)④	×1=(　　)⑤	×0=　0	←「○の数」にそれぞれ「2」「1」「0」をかけてください

(　　　)歳＝あなたの「感情年齢」

実際の年齢より「感情年齢」が上の人は要注意！

「感情老化度」テスト　※当てはまるところに○を付けてください

最近は、自分から遊びに友達を誘ったことがない
性欲、好奇心などがかなり減退している
失敗をすると、昔よりもうじうじと引きずる
自分の考えと違う意見をなかなか受け入れられない
年下にタメ口をきかれると瞬間的にムッとする
「この歳で始めたって遅い」とよく思う
この歳なので、お金を遣って楽しむより老後に備えて、お金を貯めたいと思う
あることが気になったら、しばらく気にし続ける
最近、何かで感動して涙を流した記憶がない
かっとなって部下や家族にどなることが多い
起業など、若い人の話だと思う
この半年、1本も映画を見ていない
夫婦喧嘩をすると、怒りがなかなか収まらない
新刊書やカルチャースクール、資格試験学校、旅行などの広告に興味がわかない
友達の自慢話を、昔よりじっと聞いていられない
この1カ月、1冊も本を読んでいない
最近の若い奴のことはわからない、としばしば思う
今日あったできごとが気になって、落ち着かずに眠れないときが多々ある
最近、涙もろくなった
昔と比べて、斬新なアイデアが思い浮かばなくなった
グルメ雑誌、ファッション誌なんて自分とは別世界のことと思う
ひとつの気に入った案が思いつくと、なかなか別の考えが浮かばない
昔よりイラッとくることが多くなった
ここ数年、旅行は自分で計画せず、人の計画に丸乗りするだけだ
昔と比べて、いろいろなことに腰が重くなった

「ごますり」とわかっていても気持ちいい
「あいつは○○だから」という、人の性格などを決めつけたような発言をよくする
人にものを尋ねるのが億劫だ
仕事で、こうしたほうがいいと思うことがあっても、面倒くさいので提案しない
一度嫌い(好き)になった人物のことは、なかなかいい点(悪い点)を認められない

(　　　)①＋(　　　)②＋(　　　)③＋(　　　)④＋(　　　)⑤＝

序章

老化は「脳」から、若返りも「脳」から

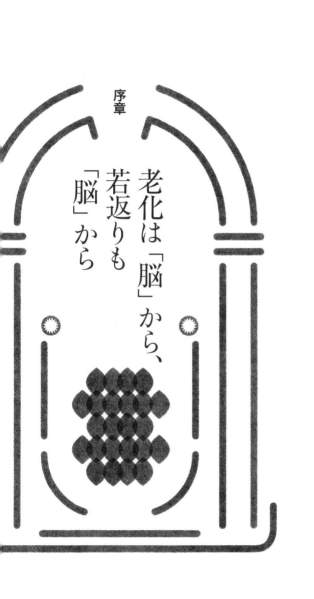

1

「歳だから」と言い訳しない

「いやいや、もう歳だからな」
「寄る年波には勝てないよ」
という〝言い訳〟を言う前に、知っておきたいこと

誰しも40を超えたあたりから、スポーツ、仕事、何をやるにも20代、30代のときのような「体力」のないことに気づいて愕然とするものですが、体力だけ

でなく、何をするにも「なかなかやる気が出ない」「腰が重くなった」「熱中できない」「集中力が続かなくなった」――このような日常の「症状」からも「もう若くない」ことに気づかされます。

ここで、「もう歳だから」「寄る年波には勝てないから」仕方がない――と、言い訳ともあきらめともつかぬ言葉で自分を慰めてしまいがちなのですが、それでは何の問題の解決にもなりません。

この「寄る年波」が「どこから寄ってきているのか」を知ることで、その「波」の訪れを遅らせることができれば、「寄る年波」の影響を最小限に抑えることもできるのです。

そもそもこの「寄る年波」の大部分は、「自分の年齢（加齢）とともに『脳』に問題が生じてくること」が原因、つまり「脳」からきています。

ではその「脳」の問題とはどのようなことなのでしょうか。

この40代以降の「脳」のなかで起こっていることと、その影響について知っておくことが、「老いへの焦り・恐れ」を克服する第一歩です。

2

40代以降の「脳」について知っておく

①前頭葉が萎縮してくる（＝前頭葉の老化）
②脳内伝達物質（セロトニンなど）が不足してくる
③動脈硬化が起こる
④男性ホルモン（テストステロン）が減少する（男女とも）

①前頭葉の萎縮……脳の前頭葉は、人間らしい「知性」――意欲・好奇心・創造性・計画性などを司る部分ですが、早い人で40代から縮み始める、つまり老化し始めます。萎縮が進むと、感情のコントロールがきかなくなったり、思考

が平板になったりします、

②セロトニンなどの脳内伝達物質の不足……セロトニンの減少は「うつ」を引き起こしやすくします。一時的な減少でも意欲低下やイライラなどの心の不調をもたらします。

③動脈硬化……脳の血管は非常に細く、動脈硬化を起こすと即、血流が悪化するため、とりわけ深刻です。脳の動脈硬化が進行すると自発性がなくなります。

④男性ホルモンの減少……男性ホルモンは、実は女性にもあり（量は男性の10分の1〜20分の1）、大脳の視床下部から「分泌せよ」との指令を受けた脳下垂体が、男性の場合は主に精巣と副腎、女性の場合は卵巣や副腎に働きかけることで分泌されます。しかし司令塔がいくら頑張っても加齢により精巣や卵巣、副腎の機能が衰えると、男性ホルモンは減少します。

男性ホルモンには脳に直接働きかけて、意欲を高めたり判断力や記憶力を高めたりする機能があります。男性ホルモンの減少により、憂鬱感や、集中力やアグレッシブさの欠如、判断力や記憶力の低下が引き起こされます。

「脳の領域」とそれぞれの役割分担

人間の脳は、大きく分けて4つの領域に分かれます。

さらに左右の半球に分かれ、右半球は体の左半身、左半球は右半身の運動や感覚をコントロールしているのですが、脳の様々な機能はこれらの領域が、次のようにそれぞれ分担して司っています。

（1）前頭葉

①前頭極（前頭葉の最も前の部位）……自発性、意欲、気持ちの切り替えスイッチ

②運動前野……創造性、意欲、感情のコントロールを担当

（2）側頭葉　側頭連合野……言語理解、形態の認知

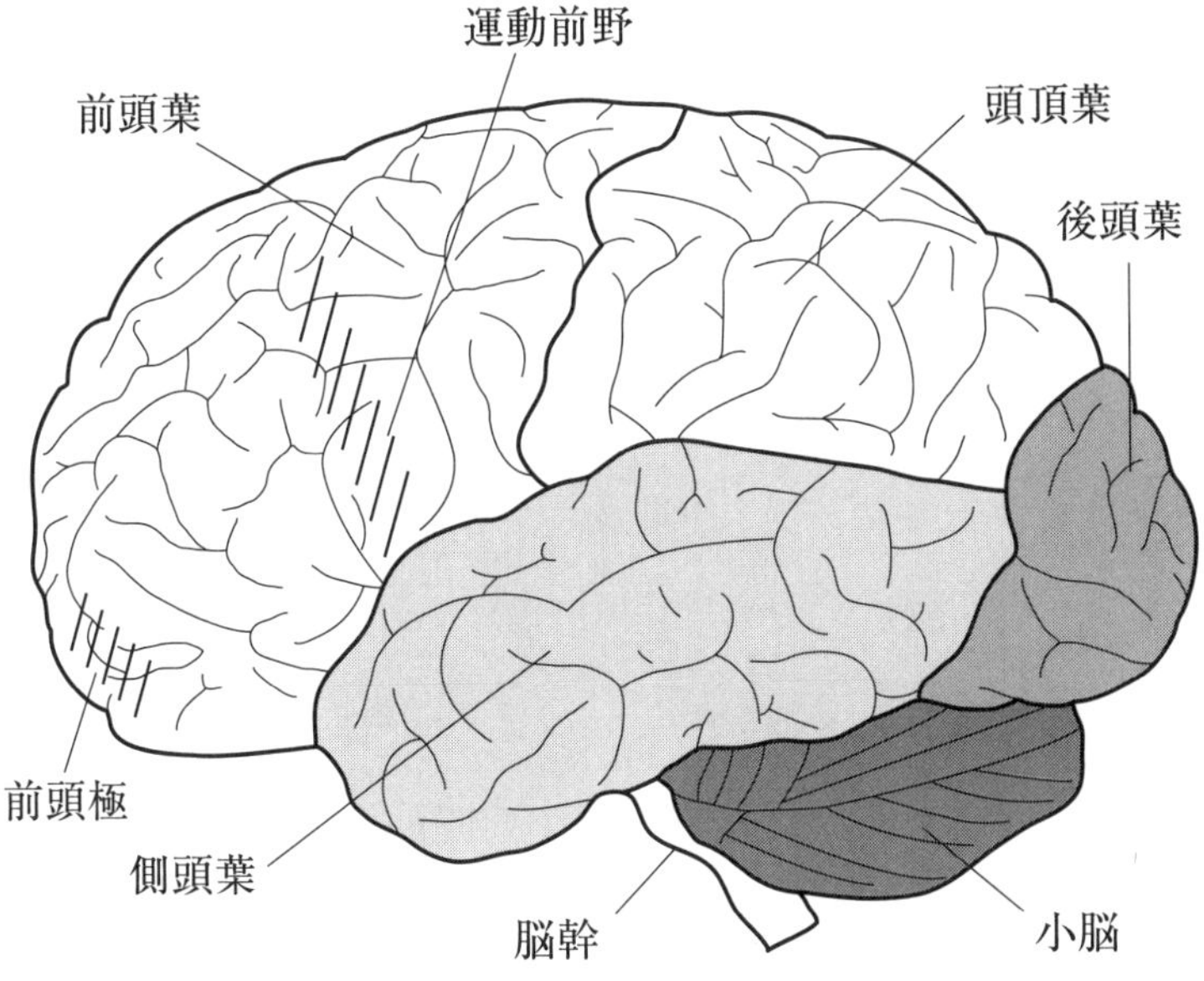
運動前野
前頭葉
頭頂葉
後頭葉
前頭極
側頭葉
脳幹
小脳

（3）頭頂葉　頭頂連合野……計算機能、空間などの認知や構成機能
（4）後頭葉　視覚領……視覚情報の理解

このように様々な機能が各領域に分担されているため、どの領域に問題が起こるかによって、影響を受ける機能やその態様も異なってきます。

この「問題」には、脳腫瘍・脳梗塞などの病気、けがの他に、「老化」があります。

例えば視覚情報を司る後頭葉に問題が起きると、視野狭窄や、何かが見えているがそれが何かわからないといった症状が起きます。
計算や空間認識を司る頭頂葉に問題が起き

ると、パズルや計算がおぼつかなくなったり、簡単に道に迷ったりするようになります。

また、例えば同じ失語症でも、前頭葉の問題が原因のときには、「相手の話はわかるけれど自分の言いたいことが言葉にならない」という形（運動性失語）で、側頭葉の問題が原因のときには、「自分の言葉は話せるが、相手の話が理解できない」という形（感覚性失語）で現れます。

3

「うつ」に要注意

「やる気が出ない」「頭の働きが悪くなった」……
そう感じるようになったら、
まずは「うつ」の予防を心がけること。
「セロトニン」不足は、
うつの大きな引き金となるので要注意

40代以上の「中高年」と呼ばれる年代になって「どうも最近やる気が出ない」「活動的でなくなった」「頭の働きが悪くなった」……と感じたら、まずは「うつ」を疑ってみる必要があります。

とりわけ、中高年になるとうつになりやすくなるのは、脳内伝達物質のひとつである「セロトニン」不足が大きな要因といわれています。

うつ症状が起こるのは、神経細胞間や筋線維間に形成される「シナプス」という接合部での神経伝達物質の受け渡しがうまくいかなくなることが原因のひとつとわかっています。

シナプスには隙間があり、その隙間にセロトニンが入り込むことで神経伝達が行われるのですが、シナプスの隙間でセロトニンを受け損なうと、セロトニンは放出元に吸収されてしまいます。このような場合や、あるいはもともとセロトニンの放出量が少ないために神経伝達がうまくいかなくなると、気分が落ち込んで「うつ」になるのです。

「SSRI」という抗うつ剤（比較的副作用が少ないといわれてきましたが、最近副作用が話題になっています）では、セロトニンが放出元に吸収されるのを抑える働きがありますが、もともと放出されるセロトニンが少なければ効き目も薄くなります。うつの予防には、「セロトニン」を減少させないようにすることです

〈↓180頁「粗食系より肉食系」〉。

4

「男性更年期」にも要注意

「うつ」だと思ったら……
男性にもある、「更年期」。
そのメカニズムと心身への「影響力」を知っておこう

アグレッシブさ、クリエイティブさがなくなってきたら、男性の場合は、「うつ」のみならず「男性更年期」にも要注意です。「えっ、男性にも更年期？」——と思われるかもしれませんが、更年期障害は女性のみのものではありません。

人体には、ごく微量で各器官の働きや免疫機能、代謝機能をコントロールする、生命維持に欠かせないホルモンが約70種あるといいます。これらの種々のホルモンは、40歳くらいを境にその分泌量が減少します。

とりわけ、女性は女性ホルモン、男性は男性ホルモンが急激に減少し、それによって体内のホルモンバランスが大きく崩れると、ほてり、発汗、めまい、頭痛、耳鳴りなどの様々な身体症状の他、無気力、集中力や記憶力の低下、イライラ、不安感、抑うつなどの心因的な症状が現れます。これら不定愁訴が「更年期障害」と呼ばれるものです。

日本人はこの心因的な症状が強く現れやすい傾向があり、「うつ」と診断された人のなかにも、実は「更年期障害」であるという人も相当数いるとみられています。

女性の場合は「閉経」を伴うため比較的わかりやすいのですが、男性の場合なかなか意識したり自覚したりする機会もないだけに、「更年期障害」には要注意です。

5

動脈硬化を防ぐ

「自発性の低下」は脳の動脈硬化の〝黄信号〟。
脳の血流が悪化すると、
脳の機能低下が徐々に進行。
早めの手立てで最悪の事態を未然に防ごう

動脈硬化は脳梗塞や心筋梗塞など、生命の危機にかかわる疾病に直結します。
脳以外の部位に動脈硬化ができた場合は「コラテラール」と呼ばれる〝サブ〟

の血流路ができて、ある程度までは血流も確保されます。

しかし、脳の血管は非常に細く、そのひとつひとつが脳の小さな部位に血液を供給しているため〝サブ〟の血流路が形成されにくく、血流の悪化は避けられません。脳の血流が悪くなれば、様々な脳の機能に支障が及ぼされることになります。


また、脳の動脈硬化は自発性の低下を招き、何もしないで一日中ぼーっとしていたり（そのため、「認知症」と間違われることもある）、そこまでひどくなくても、仕事の上でのイニシアチブがとれなくなったり、言われたことはやっても自分からは何もしようとしなくなるなど積極性が欠けたりして、その結果、会社員生命、社会的生命まで危うくすることもあります。

40歳を超えて、「なんとなくやる気がなくなってきた」「何かを始めることが億劫だ」と感じるようになったら、「脳の動脈硬化」の黄信号かもしれません。体の発する信号を見逃さず、早めの対策を行うことです。

6

前頭葉の老化を防ぐ

前頭葉の機能は、
①意欲と感情のコントロール
②思考のスイッチング
③クリエイティビティ
前頭葉が萎縮して老化すると、これらの機能が低下する。一方でこれらの機能を保つことで、前頭葉の老化自体が抑えられる

「気が若い人は、見た目も体も若々しい」――とは、多くの人が認めるところでしょう。

この「気」とは「気持ち」のこと。それはまた「感情」と言い換えることも

できますし、さらにそれらは「意欲」や「思考」、それに「創造性（クリエイティビティ）」にもおのずと現れてくるものです。

これら「意欲・感情、思考、クリエイティビティ」を司るのが、脳の「前頭葉」です。

したがって、ある人の「意欲・感情、思考、クリエイティビティ」の如何をみればその人の前頭葉の状態もわかるのですが、一方で「意欲・感情、思考、クリエイティビティ」をいかに若い状態に保つか、いかにコントロールするかによって、前頭葉の萎縮、老化を抑えることもできるのです。

しかもそれは決して難しいことではなく、ライフスタイルや日常の習慣、嗜好や性向、また思考法をほんの少し変えるだけ、修正するだけで意外に簡単にできるものなのです。

次章からは、体のなかで最も「アンチエイジング」のカギを握る脳の「前頭葉」の老化を防ぐ様々な奥義をご紹介していきたいと思います。

前頭葉の老化とは

人間の脳は、歳をとると萎縮します。この脳の萎縮こそが脳の老化ということなのですが、とはいっても、スポンジがひからびるようにに脳全体が一気にしぼんでしまうわけではありません。

脳のなかで最も早く萎縮し始める（＝老化し始める）のが、前頭葉です。そしてこの老化（神経細胞の減少の加速）は、なんと40代くらいから始まることがわかっています。

「年寄り」どころかまだまだ働き盛りの年代から始まってしまうというのは初めて聞く方には相当ショックだと思いますが、では、この前頭葉が老化すると、どんな症状が起こるのでしょうか——。

前頭葉の主な機能は、
①意欲と感情のコントロール、
②思考のスイッチング、
③クリエイティビティ（創造性）
です。

それゆえ、前頭葉の老化によって、
①自発性や意欲が減退する、感情が老化する、
②ある感情や考えから別の感情、考えへの切り替えが悪くなる・できなくなる、
③新しい発想や、創造的なことができなくなる、
という症状が起こります。

具体的には例えば、感情のコントロールがきかなくなるために怒りっぽくなり、さらに感情のスイッチングがうまくいかないために、一度怒りだしたらいつまでも怒っている、といったことが起こります。

また、自発性や意欲が減退するため、何かにつけて面倒くさくなったり、体を動かすのが億劫になります。

創造性がなくなるので、アイデアも出てこなくなり、考え方も平板になります。

実際に症状は様々な形で現れてくるのですが、前頭葉の老化を示す萎縮の様子は、MRIスキャンなどの画像でははっきりと見てとれるにもかかわらず、本人はなかなかその症状に気づかないという厄介さがあります。

前頭葉の機能は、いわば「人間らしさの源泉」ともいえるのですが、使わなくても不自由はしませんし、生きていくことはできます。この点が、前頭葉の老化を自覚しにくくしているといえるでしょう。

第1章

脳の「出力系」を鍛える

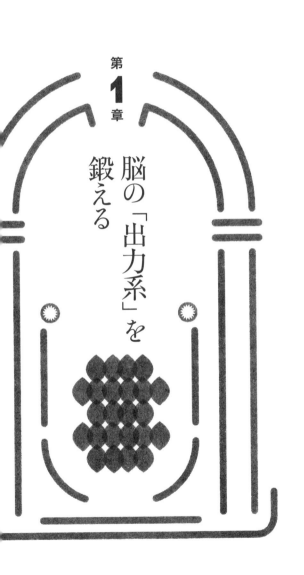

7

「アレ」「ソレ」「コレ」を使わない

普段何気なく使っている
「アレ」「ソレ」「コレ」の指示代名詞。
これらが会話のなかに多くなってきたら、
「脳のサビつき」「老化」の加速度が増している証拠

どうしても人の名前、モノの名前が思い出せない。そんなときに〝便利〟なのが、「アレ」「ソレ」「コレ」といった指示代名詞。家族との家のなかの会話では、「アレ、どこやったんだ?」「ああ、アレならアソコに置いてあったわよ」——で事足りてしまいます。

歳をとればとるほど「アレの名前が思い出せない」……と、指示代名詞頻発の会話になるのは致し方ないといえば致し方ありません。しかしこれをただ放っておくのは問題です。

第一に、単語が出てこず指示代名詞に頼るのを「よし」として、「思い出そう」という努力を怠ることは、すなわち「思い出す＝脳のアウトプット機能」を使わなくなることです。脳の機能というものは、使わなければサビていく一方です――特に中高年以降は。

第二に、そもそも「アレ」「ソレ」「コレ」で会話が成り立ってしまう相手というのは、よくいえば「あうん」の呼吸の仲なのですが、ちょっと厳しい言い方をすれば、お互いすでに「新鮮味のない」「刺激のない」「惰性で付き合っている」関係ともいえます。

このような関係の付き合いのなかでは、前頭葉を使う機会もありません。「アレ」「ソレ」「コレ」頻発の会話には、こうして知らず知らずのうちに老化への加速度をアップさせてしまう危険が潜んでいるのです。

「入力系」より「出力系」

「記憶力」には、「モノを覚える力＝記憶する（インプット）力」だけでなく、「モノを思い出す力＝記憶を引き出す（アウトプット）力」があります。

この「記憶を引き出す力」、脳のどこかにしまわれた記憶を引っ張り出してくる「インデックス（検索）機能」を担っているとされるのが、前頭葉です。この前頭葉が萎縮（老化）してくれば当然その機能も衰え、モノがなかなか思い出せなくなります。

そして何よりこわいのは、この機能が衰え始めると、「悪循環」によってこの機能の衰えにさらに加速がかかってしまうことです。それは「モノが思い出せなくなる」ことにより、「話題も出てこなくなる」からです。

実は、歳をとると、昔は饒舌だった人もだんだんに無口になることがあるのは、前頭葉の老化によってインデックス機能が衰えてくるためです。

こうして無口になり、家に閉じこもり、その家のなかで「アレ」「ソレ」「コレ」だけの会話になっていけば、前頭葉のインデックス機能もますますサビついて老化が進み、ますます人と話すことが億劫になり、さらに前頭葉の老化が進む……そんな悪循環に陥るのです。

歳をとって「物覚えが悪くなった」ことを秘かに悩む人はいても、「自分が無口になった」ことを悩む人はあまりいないと思います。しかし「老化」という点でより深刻に悩むべきは、物覚えが悪くなったことではなく、無口になったことのほうなのです。

本を読んでも頭に入らなくなった、物覚えが悪くなったというのは、「記憶のインプット=入力系」の衰えですが、実はこれはいくらでもカバーする方法があります。記憶する行為はかなり意志的な行為ですから、「何がなんでも覚えなければならない」という意欲や気力でカバーできることも意外にあるものですし、さらに、歳をとっても「好きなことなら熱中できるし、覚えられる」ということもままあるものです。

一方、「記憶のアウトプット=出力系」では、前頭葉の他に頼れるものはありません。

そこで入力系よりまず、「脳の出力系」を鍛えること。「鍛える」といってもハードなトレーニングは必要ありません。日ごろの習慣を見つめ直してみたりあらためてみたり、ものの見方を変えてみたり――それだけでも老化のスピードは緩まるはずです。

8

「まあいいか」をやめて、「思い出す」努力をする

「どうしても思い出せない……まあ、いいか」
ではなく、
「どうしても思い出せない……けれど、思い出してみるか」
――これだけでも老化への一歩を阻止できる

長年付き合ってきた友人や家族などの間では、歳をとる以前から「アレ」「ソレ」「コレ」の指示代名詞だけでてっとり早く話をすることもあるでしょうし、

それをいちいち「単語」に置き換えて話すのもどこかぎこちなさを感じることもあるかもしれません。

しかし歳をとって、「思い出せないから指示代名詞」の会話になってきたら、むしろあえて「指示代名詞NG」のルールを自らに課してみます。

例えば学生時代からの友人同士の会話で、「ほら、隣のクラスの、なんてヤツだっけ、あの、いつも野球帽を逆さにかぶってた……」「ああわかった、アイツだよな」「そうそう、アイツ。名前思い出せないけど、まあいいか」――という会話になったとき。ここでとりあえず一件落着して他の話題に移っても、秘かに頭のなかで「誰だっけ、誰だっけ……」とめぐらせているうちに、何かの拍子に思い出せることはままあるものです。

「思い出そう」とすることで、脳のインデックス（検索）機能が頑張って頑張って、ついに記憶を引き出すことに成功する――こうしたことを続けていくうちに、「思い出そう」ともしない頃より脳のインデックス機能は格段にアップします。

9

プライドを捨てて　わからないことを尋ねる

出力系を鍛える最も簡単な方法は、〝誰かと話すこと〟。

「記憶が曖昧だから間違ったことを言いそう」

「こんなことは今さら人に訊けない」

――そんな心のバリアは今すぐ取り払おう

歳をとると無口になり、それが老化を加速させるのであれば、その「無口」を改善させるのがアンチエイジングの最も手っとり早い方法です。もっともすでに無口になっている方には「それは難しい」と思われるかもしれません。ではなぜ、難しいのでしょうか――。

無口になったのは、前述の通り、脳のインデックス（検索）機能が衰えて、記憶が曖昧になったり思い出せなくなったりしたため、あるいは、人と話すと、自分の知らないこともたくさん出てきて話題についていけなくなるかもしれないと思ってしまうからでしょう。

しかし、歳をとっても若々しい人というのは、自分の知らないことや知りたいことがあると、素直に「わからないから教えてほしい」と訊き、相手の説明に熱心に耳を傾けます。そして、自分なりの経験や実績を積んできた人ほど、積極的に質問し、教えを乞います。

松下幸之助氏は晩年になっても、「自分にはわからないこと」があれば、初歩的なことでも自分の孫ほどの年齢の技術者や研究者に、徹底的に訊いていたといいます。

こんなことを言ったら、こんなこともわからなかったら、こんなことを訊いたら「恥ずかしい」――そんなプライドは捨て去って、「わからないことがあったら、訊けばいい」という気持ちでとにかく人と話してみること。これが出力系を鍛えることに直結するのです。

10

日記に書き「出す」

出来事を「書き入れる」入力作業も、
その前に書き入れることを
「思い出す」作業があってこそ。
平凡な1日にも必ず「思い出せる出来事」があるもの。
日記は「記憶を引き出すトレーニング」になる

子供の頃、夏休みの宿題で毎日「日記」を書かされたことのある方も多いと思います。家族で旅行に行ったり、友達と遊んでいて何か特別に面白いことがあった日ならともかく、「今日は何を書いたらいいのだろう」と悩ましい日もあったことと思います。

ましてや大人になって、毎日決まりきったルーティンで日々を過ごしていると、「日記を書く」なんて不可能のように思われてきます。しかし、特に何もなく、記憶に残るようなこともない平々凡々な1日ほど、「出力系」を鍛えるには恰好のチャンスなのです。

「今日は誰と会い、どんな話をしたか」「昼に何を食べ、それは美味しかったか」「通勤途中や散歩途中で何を見かけたか」――そんな「なんでもないこと」も、思い出そうとしなければ「記憶にない」ことで終わってしまいますが、「思い出そう」とすれば、必ずや何かしら記憶から引っ張り出されてきます。

日記といっても、何も長々と文章にしなくても、ほんの数行でもかまいませんし、あるいは「twitter」のような「つぶやき」のような形で書き出すだけでもよいのです。

つまり日記は書き「入れる」ものではなく、書き「出す」もの。

「思い出すトレーニング」と思えば、三日坊主にもならずにすむのではないでしょうか。

11

ブログやフェイスブックを活用する

ブログやFBは不特定多数に向けての「公開日記」。
思い出したことを
「他の人にもわかるように」書き出すことで、
一層「出す力」にも磨きがかかる

日記はあくまでプライベートのもの、自分だけがわかればよいのですが、ブログやfacebook（以下FB）は不特定多数の人たちに公開されるだけに、他人にもわかるような書き方でなければそこに「書き出す」意味もなくなってしまいます。それゆえ、日記よりはるかに言葉遣いや表現に気を使うことになるので、「表現力＝出す力」のトレーニングになります。

多くの人は日常、「考えて文章を書く」という機会はほとんどないのではないでしょうか。仕事の予定を手帳に書き込む、会議の要点をノートに記録する、電話の内容をメモする——これらはあくまで書き「入れる」作業であり、記憶や考えを書き「出す」作業とは一線を画します。

またビジネス文書や企画書などを書くことはあっても、これらもどちらかというと、定型パターンに従って、資料や文献から必要事項を書き「入れる」作業に近いといえます。

脳のなかのあちらこちらに散らばった情報や知識や記憶を引っ張り出してきて、さらにそれらを、他人にも理解できるように書き出す——そのように書こうと思うと最初はそれなりに時間もかかるかもしれませんが、やっているうちに前頭葉のサビつき部分にも潤滑油が注され、スムーズに働くようになり、そうなるとおのずと「すらすら思い出せる・書き出せる」ようになるのです。

12

新しい人と知り合う

ブログやFBによって構築される
未知の人たち・モノ、世界とのネットワークが、
知られざる自分や新たな可能性への扉を開き、
脳に快感を与え、活性化させる

前述のブログやFBの効用は、「表現力=出す力」アップにとどまりません。

あなたが書き出した内容に対して共感を持った人、それが有益情報として役立ったという人、時には「異議あり」と反論してくる人……見知らぬ人たちから様々なリアクションが来ることもあります。そのような、もしブログやFB

に書き出さなければ知ることもなかった人たちとの「つながり」ができ、ネットワークが生まれるのです。

そこからまたあなた自身が、これまで得ることのなかった新たな情報や知識を得たり、様々な人たちの思考から刺激を受けることになります。

そしてそのネットワークによって新たな「気づき」を得たり、未知の世界を知ることになったり、また、あなたの奥深くに眠っていた才能や可能性が呼びさまされることもあります。

さらに、実は「脳」というのは、他人とのネットワークから大きな快感を覚え、より活性化するもの。逆にいえば、無口になって人と話さなくなった生活、ブログやFBなども利用せずこれまでの枠を出ない付き合いしかしなくなってしまった生活のなかでは、脳はしょぼくれ、どんどん縮んでいってしまいます。

ネットワークには、脳を、そして心身を活発に若々しくさせる力があるのです。

13

身近なもので「思い出す」きっかけをつくる

日常のなんでもないことでも、
「思い出そう」と思えば思い出せる。
「思い出そう」としなくても、
自然に「思い出の連鎖」が起こることも……

日記やブログ、FBは、日常の小さな出来事でもあえて「思い出そう」とすることで「出力系」の鍛錬になると先述しましたが、無理に思い出そうとするまでもなく、何かのきっかけで次々と「記憶」「思い出」がよみがえってくる場合もあります。

普段からそんな「思い出の連鎖」のきっかけになってくれる「モノ」を身近

に置いておくと、これもまた出力系の鍛錬にはうってつけのツールになります。

例えば、「地図」。地図帳をめくっていると、青春時代に旅したあの山村や港町、かつて家族で旅行した観光地のこと、そしてそこでの様々な思い出が走馬灯のようにめぐります。

辞書や単語帳などでもよいかもしれません。「言葉の記憶」の確認になるということはもちろんですが、「懐かしの英単語帳」などは、その単語帳を使って必死に受験勉強をしていた頃の何気ない出来事なども、にわかに思い出されてくるものです。

また、「図鑑」や「カタログ」。子供の頃に夢中になった昆虫図鑑、若い頃にはまったオートバイのカタログからは、好きだった昆虫やオートバイのことだけでなく、それらに熱中していた頃の自分自身の思い出までもがふとよみがえってきます。

そうしてその頃の熱い思いに再び浸ることが、脳に心地よい興奮を呼び起こします。このことがまた脳の若返りを促進し、「一石二鳥」の相乗効果が期待できるというわけです。

14

お金を上手に遣う

お金を遣うこと＝お金を「出す」ことは、「出力系」の行為。
しかも、使う人の「表現力」や「オリジナリティ」が現れ、
創造力や企画力、計画力が問われる
クリエイティブな行為でもある

日本人は「貯蓄好きな民族」といわれます。お金を貯めるのは「入力」、使うのは「出力」ですが、知識や情報もため込むだけため込んで「使わない・出さ

ない」でいれば何の役にも立たないように、お金も「貯める」ためではなく「遣う」「出す」ためにあるのです。

知識や情報がありながらそれを上手に使えないのは、表現力が不足しているか、オリジナリティがないからですが、お金も同じ。お金の遣い方には、人それぞれの表現力やオリジナリティが如実に現れてきます。

また、同じお金を遣うなら、浪費や無駄遣いではなく、お金を遣うことを存分に楽しみ、それによって幸せな気分になれるのがベスト。だとすると、何にどのくらいのお金を遣うのか――「お金の遣い方」は結構、真剣かつ奥の深いテーマです。

「どうお金を遣うか」を考えるとき、ここは前頭葉の出番です。

「オトナの贅沢」では「ケチは厳禁」ですが、そうはいってもお財布事情もあります。そのなかで、「何にどのくらい使い、結果、予算内におさまり、しかも自分が大満足する」使い方を考えることは、創造力や企画力、計画力が問われる、きわめてクリエイティブな行為なのです。

15

お金の遣い方をしっかり考える

「老化していく人」ではなく、
「若返りする人」になりたければ、
「お金をただ、ちまちまと遣う人」になるより、
「金遣いの達人」たれ。
そんな「金遣いの達人」とは——

現役時代は子供の教育費やマイホームローンに追われて、またリタイア後には年金生活になることから、「節約しなくては」と多くの人が考えがちです。
しかし、長年ルーティンの生活を送り続けたうえに、それでなくても閉じこもりがちなリタイア後にもただひたすら節約生活では、脳の出力系、前頭葉が刺

激されるチャンスはなくなってしまいます。

余裕がないからこそ、限られたお金しか入ってこないからこそ、その限られた「資金」をどう遣えば自分自身や家族がハッピーになれるか——それを前頭葉全開で考えるのです。

もしその結果に素晴らしく満足できれば、それが前頭葉には何よりのご褒美。ますます張り切って働いてくれるようになり、脳はどんどん若返っていきます。

また、お金は「遣うときには遣う」ほうがかえって節約になります。普通は「今月は贅沢をしたから来月は引き締めようかな」とおのずとなるもので、一方でケチケチ生活で余剰金が生まれても「贅沢していないんだからこれくらいは」と、つまらないものにちびちびとお金を遣い、結果的に無駄遣いをしてしまうことはままあることだからです。

前頭葉を使ってお金を遣う「金遣いの達人」になるか、ただちまちまとお金を遣う人になるか——そこがまた「若返りする人」「老化していく人」を分かつ一線になります。

16

言葉と行動を「セット」にする

「やる」と言ってしまえば
実行せざるを得ない。
――その状況に自分を追い込めば、
脳が若返る

仕事なら「やると言ったこと」「やるべきこと」をきちんと「実行する」のは当たり前、それができなければ信用を失いますから、誰しも必死になってやり遂げようとします。

しかし、プライベートの仲間うちのことや家庭内のこと、まして、「自分自身のこと」となると、「別に仕事でもないいんだし」「そのうちやればいいや……」と、ついつい先延ばしにしてしまうか、悪くすると放り出してしまうこともよくあることです。

しかし、どんなに素晴らしいアイデアや考えを言葉に「出力」しても、実践が伴わなければ、いったい何のための出力なのでしょうか？――というと、ここで「だから余計なことは言わないに限る」と考えを口にしなくなる人は、やることもなくなって、言うまでもなく脳の老化、ボケ状態への道をまっしぐらになります。

若々しさを保つには、自分の考えを言葉にする出力だけでなく、その考えを実行するということをセットにすること。むしろ「行動するために、言葉に出す」くらいの気持ちになることです。「やるぞ」と宣言してしまえば、やらないわけにはいかなくなります。

そしてアイデアを実践しようと思えば、その実践法を必死になって考え出そうとしますが、その過程でまたひとつ、脳は若返ることになります。

17

無理して「勉強」するのはやめる

歳をとればどうしても記憶力は低下する。
そこにむやみに知識を詰め込んでも、
意味がないし続かない。
むしろ今までにインプットしてきた様々な知識や情報を
ベースに「発信する・アウトプットする」ことが大事

カルチャーセンターや大学のエクステンションセンターでは、「生涯、勉強」のようなスローガンを立てて生徒を募集しているところもありますが、いくつになっても「勉強しなくちゃ」「勉強が大事」という考えを持ち続けることが必ずしもいいとは言い切れません。

ひとつには、若い頃より記憶力が格段に低下しているところに、無理に知識を詰め込もうとしても「いっぱいいっぱい」になってしまい、結果続かなくなることがあります。

第二に、歳をとれば、これまでにすでにいろいろなことをインプットしているのだから、むしろそれらをアウトプットすることにエネルギーを注ぐほうがよい、ということです。言語学者の外山滋比古氏が、「大人になっても勉強をしたほうがいい」とおっしゃりつつ、「年寄りが図書館に行くと老け込むだけ」というのも、この理由からです。

読んだ先から読んだことを忘れてしまうくらいなら、本やテキストを読む入力主体型の勉強などやめて、その時間を、それまで得てきた知識や情報を駆使して何か新しいことを提唱したり、日記やブログなどに書き出す、つまりアウトプットすることにあてるのです。

「生涯、勉強」もアウトプットが前提なら、然りといえます。

中高年以降の「勉強」はいかに入力の割合を下げるか――そこがポイントになります。

第2章

脳の「変化対応力」を鍛える

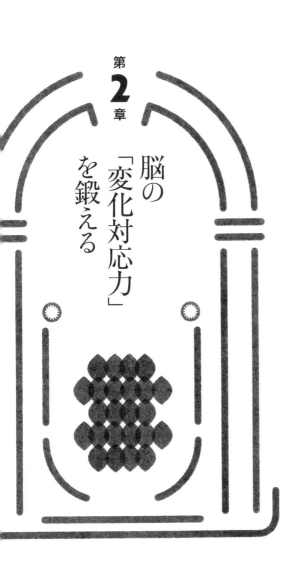

18

「想定外」の物や出来事を歓迎する

ワクワクするような出来事でも、
トラブルでもアクシデントでも、
前頭葉が活発になるのは
「想定外」の出来事に出会ったとき。
そんな「想定外」との遭遇のチャンスを自ら探しに行こう

「想定外だから仕方がない」——とは政治家や企業トップの「逃げ」の常套句、また多くの人が「想定外」の事態に直面することを厭います。

ところが前頭葉はこの「想定外」はウエルカム。こんなときこそ自分の出番と、手ぐすねひいて待っているのです。

単純な作業や数字を操作するだけの仕事、また結果の予測がつくような仕事では、前頭葉はほとんど活動しません。これらの仕事であれば、言語の記憶や理解を司る側頭葉や、数字に関連することを処理する頭頂葉の働きだけで、ほぼ事足りてしまいます。

このような仕事に従事していたり、毎日同じ時間に起きて通勤して、帰宅してからは寝転がってテレビを観ているだけ……の生活をしていたりすると前頭葉の出番はなくなり、そのような生活が続くと、前頭葉はもとより脳全体への刺激もなくなり、間違いなく「老化」への道をひた走ることになります。

災害や事故などの想定外はあるべからずですが、「嬉しい想定外」や「何が起こるかお楽しみ」のような想定外は、出会う価値があります。

穏やかな水面にも一石投じれば次々と波の輪が広がっていくように、実はルーティンの日々のなかにあっても、自分次第で次々と「想定外」に遭遇するチャンスはあるのです。

19

適度に「株」や「ギャンブル」をする

「先が見えない」ことが前頭葉を大いに刺激し、様々な事象を総合的に見て判断することでも、前頭葉はフル回転。節度を持ってやる限り、「株」や「ギャンブル」はボケ防止に一役買う

株も賭け事も、のめり込んで見境がなくなり、大負けして身を持ち崩しては大問題ですが、少なくとも「老化防止、ボケ防止」には、大きなメリットがあります。

まず、「先が見えないこと」は、前頭葉を大いに刺激しますし、前頭葉が大

好きな「想定外」の事態も日常茶飯事というくらいに起こります。株でいえば、世の中や景気の動向に目を光らせ、刻一刻変化するチャートを追いかけながら「ここぞ」というタイミングで売り買いの判断をするには、前頭葉をフルに働かせなければなりません。

同様に競馬などのギャンブルも、馬券を「ゴロ合わせ」で買っている間は前頭葉無用ですが、新聞の情報やパドックの馬の様子、オッズなどを総合的に鑑みて判断し、買い目の組み合わせを考えて買うというのは、意外に高度な知的労働なのです。

いずれも「ここまでなら損をしてもいい」という限界点を決めてその範囲でやる限りは〝有益無害〟といえるでしょう。なんとなく「賭け事」はいけないことという感覚を持ち、またリスキーな「株」に手を出すより定期預金や個人国債のような元本保証型の金融商品などで「地道に」蓄財したほうがよいと考える人も少なくありません。しかしまずはそんな既成概念、固定観念を捨てることも、心の若返りへの第一歩になります。

20

時には恋もしてみる

「先が読めない」「想定外の連続」といえば、
「恋愛」も然り。
〝老いらくの恋〟から心が若返れば、
〝老いらく〟ではなくなる!?

配偶者がいても歳をとっても、魅力的な異性に思わずときめくこともあるもの。しかし哀しいかな、「老いらくの恋なんてみっともない」「どうせふられる」

「家族ある身でそんなこと……」と、自分の心にふたをしてしまうのです。

しかし恋愛も株や賭け事と同様、老化防止、ボケ防止のためにはきわめて有益なのです。恋愛は「先が読めない」うえに「想定外の事態」がつきもの、前頭葉への刺激には事欠かないからです。

また、「ときめく」ことだけでも心に明るい光が差し込み、心が華やぎ、若返ってきます。それは幸せな「感情」として、脳の快感神経を刺激し、心地よさを覚えさせます。

それをわざわざ自分から排除する必要はないでしょう。

心が若返れば、もはや「老いらく」ではありません。誰はばかることなく、そのときめきを、幸せな感情を抱き続けていてもいいのです――もちろん、家庭崩壊につながるような事態や「ストーカー」まがいのことなどもってのほかですが、いくつになっても、いや歳をとればとるほど、人の脳は「ときめき」を必要としています。この「ときめき」が、あなた自身を人にときめかせるくらいに若々しくしてくれるのです。

21

なじみの店ばかりに行かない

黙っていても自分の好みのものを出してくれる
行きつけの店、
行くだけで心安らげる隠れ家のような店……
にばかり足を向けるのは、
老化特有の一種の「ひきこもり」状態にあるから

経済的余裕のない若い頃は、「より安く、かつもう少し美味しく飲み食いできる店」を探すのにやっきになっていても、ある程度余裕が出てくると、そこそこの値段で、そこそこの料理やお酒が飲める「安心できる店」を見つけます。何度か通ううちにいつしかなじみ客となり、店主や店員とも親しくなり、それなりに特別待遇されるようになると、もう「そこしかない」くらいその店ばかりに足が向くようになります。

こういう傾向は、脳の機能からいえば老化特有の一種の「引きこもり」です。

そのようななじみの店を持つことは決して悪いことではありませんが、たまには思い切って新しい店にも寄ってみるべきです。

もしかしたら、高い割にイマイチの料理やお酒にがっかりということもあるかもしれません。店の雰囲気がどうもしっくりこなくて居心地の悪い思いをするかもしれません。

それでも、「失敗してもいい」くらいの気持ちで新規開拓するのです。

引きこもっていた部屋の扉を開き、新しい店の扉を開き、自分を、脳を解放してあげられるのは、自分自身しかいないのです。

22

ＣＤを買うなら新譜を。映画を観るなら映画館で新作を

昔流行った曲しか聴いたり歌ったりしなくなったのも、昔観た映画にしか興味がなくなったのも、脳の老化現象のため。

新しい曲、新しい映画に触れることで脳を活性化しよう

若い頃は、好きなアーチストの新譜の発売日を指折り数えて待ち、当日はレコード店の店先に並んででも買いに行っていたような人も、今や、ＣＤショッ

プで買うのは「ベストセレクトアルバム」の類。

かつては次々と新曲をマスターし、「カラオケクイーン」との異名をとるほどだったのに、今はカラオケに行っても十八番を1曲歌ってお茶を濁すだけ。

昔は映画館にもよく行ったものだけれど、最近はレンタルDVDか、自分で買うにしてもかつて映画館で観たときに忘れらないほどの感動に浸った懐かしの映画DVD。

――これらはみな、脳の「老化現象」からくる行動です。

こんな習慣をこのまま続けていたら、老化の一途をたどるだけです。

脳の前頭葉は、目にしたことがないもの、耳にしたことがないものに対してよく反応します。新しいものを観たり聴いたりする行動が脳を活性化させ、若さを保ちます。

CDを買うなら新譜、カラオケで歌うなら歌ったことのない曲にも果敢に挑戦、映画を観るなら封切映画館で話題の新作を――。

ぜひそう心がけてください。

23

変化を恐れず、変化を楽しむ

「変化」や「問題」を回避するのではなく、
「前頭葉を鍛えるチャンス！」と、喜んで対峙すること。
それがさらに前頭葉をフル稼働させ、
素晴らしいアイデアもひらめいてくるはず

「杓子定規な人はボケやすく、頭が柔らかく臨機応変な人はボケにくい」といわれます。

これは本当の話で、先述した通り、頭頂葉と側頭葉はルーティンワーク、前頭葉は「想定外」と、脳のそれぞれの部位で分担が決まっていることと関係しています。

頭が柔らかく臨機応変な人というのは、前頭葉が活発に働いて鍛えられるため、老化を防ぐことができるのですが、このことは一方で、変化に富む刺激的な生活のほうが、前頭葉は鍛えられ、老化を防ぐことができることを意味しています。

それゆえ72頁でも、自ら「想定外」との出会いを探しに行こうと提唱しているのですが、もっと基本的なことをいうと、望みもしないのに訪れる問題や変化にも、これを避けようとするのではなく、むしろ積極的に対峙して、問題解決に臨む心構えが大切ということです。

つまり、何か変化や問題が起こっても、それを恐れず、また「嫌なこと」と思わずに、「よし、これは前頭葉を鍛えるいいチャンスだ！」と、喜んでその変化や問題に向かっていくということです。

変化を恐れず、むしろ変化を楽しむくらいの気持ちを持つこと。すると前頭葉は一層大喜びでフル回転し、意欲的になり、素晴らしい解決策がひらめいてくるはずです。

歳をとっても
苦労は買ってでもすべき

多くの人は、記憶力が低下することで初めて「ああ、私もいよいよ老化が始まったか」と思うのですが、ここがまず、勘違いの始まりです。

記憶力、つまり記憶のインプットとその蓄積に関係するのは、脳の側頭葉ですが、この側頭葉は、前頭葉に比較すると老化が始まるのが遅いという特徴があります。

記憶力が低下し始める前に、とっくに前頭葉の老化が始まっているというわけです。

また、「若い頃は視野が狭くても、歳をとって経験を積むほど多彩なものの見方ができるようになる」と一般的には考えられがちですが、これも大いなる勘違いです。

歳をとり始め、「まだ側頭葉は健在だが、前頭葉は老化している」ときに特に目立つのが「以前はこうだったのだから、とりあえず、同じようにしておけば問題はない」という、いわゆる「前例踏襲型思考」です。

これは前頭葉の「未来型思考」ができなくなってしまっているゆえに陥る思考法ですが、このように歳をとると、「多彩なものの見方」どころか、過去の事例からしかものごとを考えられない、創造性も多様性もない考え方をしてしまいがちなのです。

さらに、歳をとると、仕事上のミス、失敗もあまりしなくなるものですが、それを「亀の甲より年の功、流れの先が読めるようになったからだ」と思うのも勘違いの可能性があります。単に失敗することをしなくなっただけにすぎない、ということもあるのです。

そして何より、こうした「勘違い」を起こしてしまうのも、ひとえに前頭葉が老化しているからにほかなりません。

脳が老化してくると、「自分に心地よい」ことを好むようになります。それゆえ、自分の都合のよいようにものごとを解釈し、そして「自ら無理や苦労をすることを避ける、しなくなる」からです。

しかし――人生80年時代。40代、50代といってもある意味「まだまだ」なのです。こんなところで老け込んでいるわけにはいきません。いくつになっても、失敗を恐れず、どんな困難にも立ち向かっていくことです。

「若い頃の苦労は買ってでもするもの」といいますが、むしろ脳の老化防止のためにも、「歳をとってからの苦労は買ってでもするもの」なのです。

24

愚痴を言わない。文句を言う前に、考えるくせをつける

愚痴を言っていても始まらない。
不都合なことが起こっても「不自由は発明の母」。
全身全霊を傾けて考えれば、
きっと乗り越えられる

「歳をとると愚痴っぽくなる」と、これもよくいわれることですが、愚痴っぽ

くなるのもやはり、前頭葉の老化現象です。

やたら愚痴っぽくなるのは、前頭葉の老化により問題解決能力が低下して、何か不都合なことが起こってもなす術もなく、かといってその状況を受け入れることもできず、そのジレンマが「愚痴」という形で現れてくるのです。

しかし愚痴を言っていても何の解決にもならないことはもちろんです。

「愚痴は言わない」、まずはそれを習慣づけること。そして、愚痴や文句を言うかわりに「考える」習慣をつけること。考えることで前頭葉をフルに働かせれば、おのずと前頭葉は鍛えられ、そしておのずと問題解決能力もアップしていきます。

ちなみに私は、日本人にとって「不自由は発明の母」と考えています。何か不都合なことが起こったり逆境に陥ったりしたときほど日本人は強く、創意工夫で乗り切っていく力があるのです。

何か起こっても愚痴を言っている場合ではありません。自らのDNAに潜んでいる日本人ならではの優れた能力を、ぜひ発揮してほしいものです。

25

ひとつのことに30のアイデアを出す訓練をする

「二者択一」「白か黒か」ではなく、「これもあり」「それもあり」「あれもあり」……とたくさんの選択肢を出してみる。

これも「変化対応力」を鍛えるトレーニングになる

社会問題に対して寄せられる論評を見ると、たいていは二者択一論に終始しています。

例えば原発問題でいえば、主には「危険だから即廃止」VS「原発廃止は非現実的」の対戦路線で、「漸次減らしていき、将来的には全面廃止」という声もあがってはいるものの、2つの主論にかき消され、影も薄くなりがちです。

原発の代替エネルギーについての議論も、風力・水力、太陽光、ガスタービンなど既存の方法の域を超えず、太陽熱など新しいエネルギーにも目を向ければよいものを、あるいは選択肢は少ないほうがよいと考えられているのだろうか……と思ってしまいます。

社会問題に限らず、個人の問題、また日常生活のなかのちょっとした選択のシーンでも同じように、「あっちかこっちか」的な傾向がありますが、最終的にはひとつの案、結論にまとめるにしても、選択肢は多いほうがいいと私は思います。

ある出版社では一冊の本のタイトルを決めるときに、営業・編集部員が1人最低30タイトルを挙げること、というルールがあるそうですが、このようにたくさんの選択肢を出そうと思ったら、普段の自分の見方・考え方、知識や情報だけではとても追いつきません。いつもとは違う視点や立場からの発想が必要になります。

こうした発想法が、「別の可能性」を考え「変化対応」する力を養うことにつながります。

26

「これまでどうだったか」より「これからどうするか」

過去の経験だけで行動をコントロールするのではなく、
未来の予測や展望から「どうするか」を判断する。
変化の激しい時代には、
そんな前頭葉の未来型思考が必須

脳の前頭葉が果たしている役割のひとつに、頭頂葉や側頭葉など他の領域に蓄積された「これまでの経験」から総合的に判断し、自分の行動をコントロールすることがあります。

これは多くの動物に共通していることなのですが、他の動物と人間が違うのは、自分の行動を決めるにあたって、前頭葉が過去の経験だけでなく、さらに未来の予測や展望を立てて、それを重視しながら判断するという点です。

つまり、「これまでこうだったから、こうする」ではなく、「これまではこうだったが、これからはこうなりそうだから、こうする」という思考です。

前頭葉が活発に働いていれば、このように「これからはこうなりそう」という「仮説」を立てたり、「こうなりそうだから、こうする」というシミュレーションを行うことができるというわけです。

もちろん、これまでの過去の経験も、未来を形造る「土台」になることには間違いありません。しかし、現代のように変化の激しい時代には、ただ「過去はこうだったから」「理屈ではこうなる」では追いつかず、的確な対応も難しくなります。

「土台」から「新しい何か」を考え出す力、「これまでどうだったか」より「これからどうするか」という、前頭葉の未来型思考が不可欠なのです。

27

積極的に「失敗の可能性のある実験」をする

自らの考えも、好奇心も、「実行」「実験」なくしては、前頭葉にとっては何の意味も持たない。

「未知の失敗が織り込み済み」の実験に挑戦し続けることが若々しさの維持の秘訣

若々しさを保つには、自分の考えをその考えを実行することとセットにすることが大切と67頁でも述べていますが、何にせよ興味を持ったらすぐに具体的「行動」に移すべし、です。面倒くさがって何もしないようでは、前頭葉の老化が進んでしまいます。

自分の好奇心に従って行動するときには、「実験的精神」が必要になりますが、この実験は「失敗」が伴う可能性のものでなければ、これもまた意味がありません。

学校の理科室で行う実験ではあらかじめ「結果」がわかっていることがほとんどですが、本来実験とは、「未知のものへの挑戦」であり、「失敗」の可能性が織り込まれたものです。

逆にいえば、失敗する可能性のないものは実験とはいえません。

その失敗を恐れず、自分の好奇心のままに思い切って行動してこその実験的精神で、そんな実験的精神こそが前頭葉を刺激し、働かせるのです。さらに「失敗」は、予測できるものもなかにはありますが、「想定外」の失敗であればあるほど、前頭葉には大歓迎です。

想定外の事態に直面して、「さあ、どうするか」と考えることで一層、前頭葉がフル稼働します。積極的に「未知の失敗が織り込み済み」の実験に挑戦し続けることが、若さを維持する秘訣といえます。

第3章

感情の老化・思考の老化を防ぐトレーニング

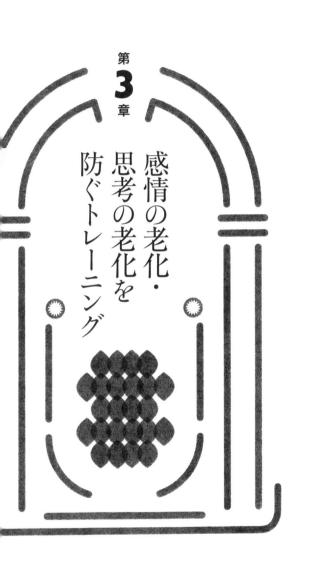

28

バラエティ番組は観ない

ぼーっと観ているだけでいいバラエティ番組、
一面的で断定的な意見しか出てこない
ワイドショー番組……
などなど、脳にとっては何の刺激にもならず、
思考を全面ストップさせるだけ。
「ボケ」を促進するだけのテレビ番組は観ないにつきる

かつて『テレビの大罪』という書を著したように、一部の良質なドラマや教養番組を除けば、テレビは百害あって一利なし、脳にとって有害と私は考えています。

まず少なくとも、家族がせっかくお茶の間に集まっていても、テレビを観て

いるだけなら家族同士の会話も生まれません。

また、ただ人を笑わせるだけのバラエティ番組は、人の「思考」をストップさせます。

ワイドショー番組では一見、ひとつの題材について複数の出演者がそれぞれの意見を言い合い、観ている側にも「考える」きっかけを与えているように見えます。しかし多くは、誰かが「これはAだ」と言えば、あたかもそれが「世間一般の声を代表している」といわんばかりの押しつけがましさで出演者皆が「そうだそうだ」と連呼します。よほど自分の考えを明確に持っている視聴者でもなければ、その一面的で断定的な「みんなの意見」に流されてしまうだけです。

このような番組を観ている間は、あなたの脳は全く働いていません。前頭葉は「休め」モードに入ってしまい、このような状態が続けば前頭葉の廃用はどんどん進みます。

もしあなたが「ボケたくない」「老化を進行させたくない」と思うのであれば、「テレビで暇つぶし」という習慣は今日からやめるべきです。

29

「自分にとっての本物探し」をする

テレビのお笑い番組より、「寄席」の本物の芸。
そんじょそこらの有名レストランのステーキより、
見知らぬ街の小さな洋食屋のメンチカツ……
自分にとっての「極上」に触れると、
脳は至高の喜びを味わう

テレビで暇つぶしをするくらいなら、ぜひ足を運んでほしいのが落語の寄席です。同じ「笑い」でも、バラエティ番組の笑いには脳は反応してくれません。

しかし「本物の芸」に触れれば、脳も喜ぶ、つまり「脳から笑う」ことができるからです。

ところで脳が喜ぶ「本物」というのは、何も万人に認められる「一流」である必要はありません。例えば食べ物なら、寿司、ラーメン、餃子、そば、コロッケ……など身近なものでも、「これには一家言ある。こだわりがある」というものがあるとすれば、そのこだわりの一品のなかでもあなた自身が「本物」と感じるもの。三ツ星レストランのメニューではなく、B級グルメでも、あなたの舌が「極上」と評価するもの。

そういうものを、自分の足で、探して探して、見つけてみることです。

それが、「自分にとっての本物探し」ということです。

すでに日常になっているものではなく、あなた自身がまだ知らない、けれどきっと「これだ！」と思えるもの――そんなものをワクワクしながら探索しているとき、前頭葉も興奮してフル回転します。何しろ前頭葉は未知のものが大好きなのです。そして本当に「これだ！」と思えるものに出会えた瞬間、脳は至高の喜びを味わうことになるでしょう。

30

人付き合いをよくする

人との「付き合い」、「会話」には、
脳とりわけ前頭葉を刺激し、活性化させ、
快感を覚えさせる効用がある。
脳のアンチエイジングには人付き合いへの
「投資」が欠かせない

「人付き合い」には気持ちの若返りはもちろんですが、「うつ防止」の効果もあります。

実際にうつになってしまうと人と会うのも億劫になるのですが、そうなる前に、「ちょっと危ないな」と感じたら、あえて人と会って話をする、人と付き合うことが大切です。

こういうときは、気心知れた友人や信頼できる職場の仲間がいちばんです。気持ちが沈んでいるとき、家族の前では意外に虚勢を張ったりなんでもない顔でやり過ごしたりしていても、こうした気の置けない知人の前ではぽろっと本音を出しやすいものです。

あるいは何も話さなくても、その心中を相手は知ってか知らずか、いつもと同じように朗らかに話をして、楽しい食事やお酒も相まってその場を盛りあげてくれることでしょう。

するとあなたは、「彼は（彼女は）ほんとにいつも元気だなあ」と、そう思うでしょう。そうしてそれまで心に影を落としていた悩み事がなんだかばかばかしく思えてきて、「自分も元気にならなくっちゃ」と自分を奮い立たせることにもなるのです。

つまり、「人様から元気をいただく」というわけです。人との会話で悩み事そのものが解決できるわけでなくても、元気になれれば前向きな思考にもなれ、悩ましい問題の解決にも一歩前進です。こんなにありがたいことはないと思います。

31

若い人と付き合う

「リタイアしたら、一気に老け込む」のは、
張り合いのない生活のなかで、
老け込みの悪循環に陥るため。
心を若く保てる環境を自ら求め、行動することが大切

定年退職後に「わずか半年で数年分も老け込んだ」とはよく聞く話で、リタイア後は、老化が始まると心がしぼんでさらに老け込む悪循環に加速がついてしまうようです。

仕事をしていた頃には、たとえ同じことの繰り返しのような毎日であっても、

「張り合い」もあったはず。

また、時には取引先の人や社内の同僚・部下たちと飲みに行ったりゴルフに行ったり、「それも仕事のうち」とはいっても、その交流を通して何かしらの刺激を受けていました。

組織のなかにいれば様々な年代の人との関わりがあり、下の年代との付き合いは心の若さを保つ恰好の機会にもなっていました。

勤めていた頃は普通に行動するだけで「心を若く保つ」環境が十分に整っていたのです。しかしリタイア後は、自らそのような環境を求めて行動しない限り老け込みは免れません。

例えば多少お金をかけてファッションに気を配るだけでも、見た目若くなります。見た目の若さから自信も生まれ、どこかに出かけたくなり、アクティブになれます。アクティブになれたら、できるだけ「想定外」が起こるような行動を起こすことです。こうして前頭葉を刺激することで、老け込みの悪循環を断ち、若返りの循環を生むのです。

32

「協調性」を気にしない

「協調性」を重んじるばかりに、
もやもやとした気持ちのまま人付き合いをしていると、
やがて脳は欲求不満になってくる。
人付き合いが面倒になる前に——

長年組織で働いていると、人間関係においては「協調性」が不可欠という考え方を持つようになります。とりわけ管理職やチームリーダーの立場にあると、部下を評価する際に「協調性」は何より重視するところではないでしょうか。それでなくても、歳を重ねるにつけ、「我を通す」より「周りの空気を読んで、合わせる」ほうが、問題が起こりにくい分、かえって楽なように思えてきます。

しかしそれで、本当に自分は満足なのでしょうか。「脳」は満足しているのでしょうか。

協調性重視で「自分が我慢すればなんとかなる」「自分の意見は極力言わないようにしよう」と割り切っても、心のなかでどこか収まりきれないもやもやとした感情が残っているのではないでしょうか。そんな感情が積もり積もってくると、脳は欲求不満に陥ります。

あまりに周囲の空気を読んだり相手に合わせたりすることばかりを考えていたら、付き合っても楽しくないばかりか、面倒になってきてしまいます。「人付き合い」が脳のアンチエイジングには不可欠であるとすると、ここは協調性にこだわるあまり人付き合いが厄介になってしまうのは考えものです。いっそのこと、「協調性なんてなくてもよい」と割り切り、適度に自己主張をしつつ上手に付き合える術を体得するのが賢明ではないでしょうか。

33

堂々と自己主張する

「脳が喜ぶ人付き合い」は
互いの意見や考えを出し合い、
共感したり反論したりできる「深く濃い」付き合い。
元気で長生きする人には、
「自己主張」ができる人が多い

かつて『「NO」と言える日本』という書籍が大ベストセラーになりましたが、実際日本人は「いいものはいい。悪いものは悪い」と心のなかで思っていてもなかなか言えません。

自分の考えをはっきり言う、相手に不都合なことでも憚らずに言う人というのは確かに敵をつくりやすいのですが、実はそんな人ほど「この人は正しい。信じられる」と秘かな信奉者もまた少なくないのです。一方で、周囲の顔色をうかがい当たり障りのないことしか言わない人は、嫌われることはなくても、「ファン」になってくれる人もいないでしょう。

人付き合いは大切といっても、こと「脳が喜ぶ」のは、当たり障りのない広く浅くの付き合いではなく、深く濃い付き合いです。お互いの考えを出し合い、共感し合ったり時に反論し合ったりしながら、最後には「また会おうな」となる、そんな付き合いです。言いたいことも言えない関係の付き合いばかりでは、脳は退屈してあくびしてしまいます。

その場の雰囲気をうかがってものを言ったり黙り込んだりする人は、次第に人付き合いに疲れてしまい、閉じこもりがちになって若さと元気を失ってしまう一方、80代、90代になってもかくしゃくとしている人たちには、自分の意見や考えを明白に持ち、口にする人が多いのです。「自己主張」ができることは、「元気で長生き」の秘訣のひとつといえます。

34

反骨精神を持つ

「反骨精神」の強い人は、
ボケているヒマもないくらい脳がフル回転。
情報や知識をうのみにせず疑問を投げかけ、
鋭く本質を突き、
世の中の活性化にも貢献できる⁉

年代物のワインがまるくまろやかな味わいになるように、歳をとると角がとれて丸くなる――人も多いのですが、なかにはいくつになっても丸まらない人がいます。

自分の信念を持ち、権威に屈することなく世の風潮にも平気で逆らう、「反骨精神」の強い人。「頑固」と言われようが「いい歳をして恥ずかしい」と思われようが、一向にお構いなし。しかしこういう人は「憎まれっ子世にはばかる」、長生きする人が多いのです。

「反骨精神」、あるいは知的な「闘争心」「闘争本能」といってもいいと思いますが、こうしたものが旺盛な人はまた、「ボケ」とは全く無縁に生きている人が多いといえます。

普段から、入ってくる情報や知識をただうのみにするのではなく、「これは本当か。これは正しいのか」と別の視点からとらえて疑問を投げかけ、また普通の人が受け流したり聞き流したり見逃したりしてしまうことでも、鋭くその本質を突いてきます。

常時、ボケているヒマもないくらいに脳がフル回転しているのです。

ヘンに丸まらず、闘争心満々の「反骨じいさん」「反骨ばあさん」。こういう人たちはいつまでも自分自身が若くいられるだけでなく、世の中の活性化にも大いに貢献してくれそうです。皆さんもぜひ、目指されてはいかがでしょうか。

35

積極的に議論する

「議論」は、「想起力」と「出力」を総動員させ、
予測のつかない展開にも瞬時に臨機応変に対応するなど
「脳の総合メンテナンス」の効果がある。
「大人げない」と逃げるのは、実は老化の始まりのサイン

若い頃は友人や職場の同僚、時には先輩、上司とも細かいことで議論を辞さないこともしばしばあったのに、40を超えて「そんな大人げないこと、面倒くさいからやめておこう」となってくると、「ああ、俺もずいぶんオトナになったものだ」と思うことでしょう。

しかしこれは実は、オトナをとうに越えて、脳の老化が始まったサインかも

しれません。

人と議論をするときには、知識や情報、それに経験を引き出し、これらのコンテンツを論理的に組み立てながら意見し、予測のつかない相手のリアクションやその後の展開にも瞬時にまた知識・情報・経験から論理を組み立てて応戦することになります。

つまり、「想起力」と「出力」を総動員し、「臨機応変」態勢で臨まなければ、議論はできないのです。まるで脳の総合メンテナンスのようなこの議論が面倒になってきたのは、感情が老化して気持ちが沸き立たない、前頭葉の機能低下で想起力も出力も弱まっている、あるいは予測のつかないことに瞬時に対応する臨機応変的な力がなくなっているから。

——すなわち、「脳の老化」ということです。議論になりそうになっても逃げの態勢で「大人げないことはやめよう」というのは、老化の始まった脳の「言い訳」にすぎません。そのまま逃げ回っていたら、せっかくの「脳の鍛錬」の機会を逃してしまうことになります。

36

「ことなかれ主義」をやめる

「ことなかれ主義」は脳の老化を促進するが、
「議論」は脳の若返りを促進する。
誰彼かまわず議論をふっかけるわけにはいかないなか、
そんな議論の恰好の相手となるのは――

仕事上、会議などでどうしても議論になることはあっても、そうでもなければついつい「まあいいいか」「気まずい思いをするのも嫌だし」と、ことなかれ主義で済ませてしまうことが多いのではないでしょうか。

職場だけではありません。学生時代には、箸が転んでも議論のネタにして、口角泡を飛ばしながら飲み明かした友人とも、「お互い歳をとったからなあ」と、今や穏やかに大人しく酒を酌み交わすだけ……これではちょっと寂しい気もします。

前述の通り、「議論」の脳に与えるメリットは大きいとわかっていても、また「まあいいや」という「ことなかれ主義」が老化を促進することがわかっていても、会社でもご近所でも、また家族であっても誰彼かまわず議論をふっかけるわけにはいきません。

しかしかつて腹を割って話せていた友人、激戦になっても「じゃあまたな」、次に会うときには何事もなかったように話ができていた友人なら、どんなに歳をとっても、議論して気まずくなるようなことはないはずです。むしろお互い青春時代を懐かしく思い起こし「なんだ、お互いちっとも変わらない。まだまだ若いじゃないか」と嬉しい気分になるのではないでしょうか。そんな気分がさらに脳を元気にすることは言うまでもありません。

37

物事をすすんで引き受ける

「議論」になって、挙句、
「あなたがやりなさいよ」と言われたら、
即、「やってやろうじゃないの」と腰を上げる。
その実行力が「脳の若さ」を保つ

「議論」を面倒くさがる、避けたがる理由については115頁でもお話ししていますが、ここにもうひとつ理由があるケースがあります。

それは、こちらの意見や考えを言ってそれが議論になった挙句に、「それならあなたがやってくださいよ」と言われて、不本意な役回りをしなければならなくなったり、仕事を押し付けられたりする可能性があるようなケースです。起こりうる事態を避けるために、「そんなことになるくらいなら、ここは黙って相手の思う通りにさせよう」と、議論も避けて通る。ことなかれ主義に徹する。これをもって〝世渡り上手〟というのかもしれません。

しかしそんな世渡り上手に待ち受けているのは、脳の老化です。

「それならあなたがやりなさい」――それはむしろ、あなたが若々しくいるための天からの声と考えるべきです。これは素晴らしいチャンスと考えるのです。「行動が心を規定する」、「行動」することで脳は刺激を受け、心は若返るからです。

意見を言ってみて、議論になって、「それならあなたが……」と言われたら、「それなら、ぜひやってやろうじゃないの！」と即、腰を上げられる実行力のある人は、いつまでも脳が若くいられます。脳の若さは実行力に比例すると考えましょう。

38

欲求にブレーキをかけない

「欲しいな」と思っても、
「でも……」と、どんどん欲求にブレーキをかけていくと、
新しい世界への扉を封じ込めてしまう結果にも

たまたま出先で「欲しいな」と思う商品に出会ったとき、概ね「すぐに買う人」「買おうかどうしようか迷って買う人」「迷った挙句に買わない人」の3タイプに分かれるでしょう。もっとも同じ人でも商品の価格などによって行動パ

ターンは異なってくるのですが、仮に、少々値は張るけれど自分のこれまでのワードローブにはないとてもおしゃれな服の場合。

見た瞬間、「欲しいな」と思いますが、値札を見て「でも、高いな」ときて、それから「この服を着て出かける機会もあまりないかな」「細身だからそのうちすぐ着られなくなるかも」……と、どんどん心にブレーキがかかっていってしまうかもしれません。

しかしもしここで買わずに帰ってきてしまうと、「もし手に入れていたらそこから始まるであろう新しい世界」を見ることもなく終わってしまいます。その服を着れば、普段は気後れして踏み入ることのなかった場所にも行ってみようという気になるかもしれません。そこで新しい刺激に触れ、前頭葉が喜んでくれるチャンスがあったかもしれないのに、その機会を逸してしまうことになるのです。

欲求にブレーキをかければ、好奇心にもブレーキがかかってしまいます。そうすると脳には欲求不満が残り、老化へのアクセルがかかってしまうことにもなりかねないのです。

39

40代で欲しくなったものを手に入れる

歳をとるにつれ嗜好も変わってくるが、
40代くらいでだいたい落ち着いてくるもの。
40代で欲しくなったものは、いくつになっても、
手にすれば脳を幸福にし、若さを蘇らせてくれるはず

欲求にブレーキはかけるなといっても、やはり衝動買いはできないという方も多いと思います。それはそれである意味正解かもしれません。そのときは欲しいと思っても、時間が経つにつれそうでもなくなってきたり、忘れてしまったりということもあるからです。

そのような場合、おそらくそれは「本当に欲しいもの」ではなかったのでし

ょう。本当に欲しいものは、時間が経っても一時期忘れていても、再び欲しくなるものだからです。

また、人の好みは一生の間にも変化していくものですが、個人差はありますがだいたい40代くらいから嗜好が落ち着いてくる傾向にあります。ですから、40代頃に「欲しい」と思ったもの、あるいは「やりたい」と思ったことは、その先60代くらいになっても欲しい、やりたいと思えるものである可能性が高いのです。

しばらく忘れていても、例えば友人が同じようなものを手に入れた話を聞いて「欲しい」「やりたい」という思いが蘇ってきたら――そのときは間違いなく「買い」です。

「本当に欲しかったもの・やりたかったこと」を手に入れる、実行することで脳は幸福に包まれます。50代、60代、70代……になったとき、「40代で欲しかったもの・やりたかったこと」をあらためて探して手に入れると、きっと若さも蘇ってくるはずです。

40

昔の自慢話はしない

「昔は○○だった」という昔の自慢話をするのは、
「老化」の現れ。
過去の栄光にすがると自己満足に陥り、
進歩も発展もなく、向上心を失い、
前頭葉を使わなくなる

「昔は自分もなかなかモテたものだ」「小中学生時代は近所でも指折りの秀才だった」「若い頃は仕事も認められ、出世コースを歩いていた」……などなど、「昔は○○だった」と口癖のように言う人がいます。厳しいことを言うようですが、こういう人は、今はまったくモテなくなり、「昔天才。ハタチすぎればタダの人」になっていて、そしてすでに出世街道から外れて窓際族になっているのかもしれません。そして、「老化」も相当に進んでいます。

この程度の「昔の自慢話」でもして根拠のない自信でも持ち続けていたほうが、へんに自虐的になってうつになるよりはよいのかもしれませんが、それも程度によりけりです。

このように何かにつけて過去の栄光にすがりそれにとらわれすぎると、「それでよし」として満足してしまい、発展的な発想ができなくなります。つまり前頭葉を使わなくなってしまうということです。そうすると、思考が偏り柔軟性がなくなり、ますます脳の老化が進んでしまいます。

「昔の自慢話」は古来、老人の専売特許と相場が決まっています。

過去の栄光など捨ててしまって、「まだまだ成長できる、上昇できる」という未来に向けた自信を持ち、新しい栄光を追い求めれば、おのずと気持ちも若々しくいられるはずです。

41

本は手当たり次第なんでも読む

同じジャンル、同じ著者の本ばかり読むようになったら、
それは脳が老化してきた証拠。
「安心して読める」本ばかり読んでいたら、
脳はふやけてしまう。

かつては様々なジャンル、いろいろな著者の本を手当たり次第に読んでいた人でも、だんだん好みが絞られていき、一定のジャンル・著者の本を読むようになることがあります。

脳は老化してくると、自分にとって都合がよい、心地よいものばかりを選ぼうとします。新しい世界やものごとに対峙することに消極的になります。

もちろん、同じ著者の本でも、書かれている内容は同じではありません。しかし少なくとも、書かれている趣旨の根本にある著者の思考の方向性や文章表現法には慣れ親しんでいるため、また、展開もある程度は読めるので、安心して読み進めていくことができるのです。ある意味、時代劇の水戸黄門を観ているのと同じです。

ずっとそんなことを続けていると、脳はぬるま湯に浸かって、ふやけてしまいます。

「本を読む」ことは、それだけで脳への刺激になるのでそんなに目くじら立てることはないではないかと思われるかもしれませんが、このように「安心して読める」ような本ばかり読んでいたら、実際には刺激にも何にもならないのです。

脳の老化防止の一方法として読書を活用するのであれば、同じジャンルや同じ著者の本ばかり読むより、ジャンルや著者も手当たり次第の「濫読」がお勧めです。

42

「今どきの若い者は……」は禁句にする

若い頃は、「今どきの若い者は……」と言われて「ふん、年寄りはこれだから――」と反発していたことを、忘れてはいませんか?

「戦争を知らない子供たち」とその前の年代のオトナたちに「異人種」扱いされて育った団塊世代も、今や60代後半。若い頃に自らに言われて反発していた

「今どきの若い者は……」「自分たちが若かった頃は……」という言葉を、ついつい使ってはいないでしょうか。

しかしこの言葉は、これからは「禁句」にすべきです。

「今どきの若い者は……」と口にするだけでも、知らず知らずのうちに気持ちも脳も老け込んでいきます。

この言葉の裏にはやはり、若者と自分とは同じ土俵に立てるわけがない、という感覚があると思います。しかしそれは、自分自身の老いていく焦りや自信のなさの裏返しでもあるのではないでしょうか。

実際、気も見た目も若い人には、「今どきの若い者は」的な発想は見られません。「若い人としゃべったり飲みに行ったりすると、どうも疲れる」というようなこともありません。ですから、若い人たちとてらいもなく話したり付き合ったりできるのです。

このように若い人と接点を持つことを常日頃から意識すると、おのずと気持ちも脳も、体も若返ってきます。

43

素直になる

ほめられてもなかなか素直になれないのは、
前頭葉の機能低下で感情が老化しているから。
ものごとを悪いほうにばかり受け止める
「習慣」「くせ」をあらためよう

人からほめられても、いつも「ふん、心にもないお世辞を言って……」と思うようなら、それは、感情が老化している証拠です。

子供でもあるまいし、いい年したオトナなら、相手がお世辞で言っているのか、心の底からほめてくれているのかくらいは、わかるはずです。

それをいつも否定してかかるのは、前頭葉の機能が衰えて判断力が鈍り、感情が衰えて躍動しにくくなっているためです。

こういう人は、どんなことも悪いほうに、悪いほうに、受け止めます。

その結果ますます心が澱《よど》み、感情の老化に拍車がかかるばかりになります。

考え方も偏り、フレキシブルな思考ができなくなってしまいます。

しかし、ものごとをどう受け取るかは、ある意味「習慣」「くせ」のようなもので、意識的にこれを変えることは、難しくはあっても不可能ではありません。

ほめられたら、ウソでもいいから素直に喜んでみる。それを続けるのも一法です。

ものごとは続けていくうちに、「習慣」になります。

「素直になる」、その新しい習慣が、いずれ心の澱みも取り払ってくれるはずです。

44

「うまくいかないとき」はすっぱりあきらめ、リセットする

何をやっても、うまくいかない——
そんなときは、すっぱりあきらめ、
パッと切り替えて、別のことを始める
「リセット」の習慣をつけることが大切

何をやってもうまくいかない。楽しめない。気分がふさいで落ち込んでしまう。

しかもそこからなかなか抜け出せず、ますます落ち込み、身動きがとれなくなる。

――これらは中高年になり前頭葉が老化し始めると多く見られる傾向です。

こういうときには、何をどうしても、悪い方向に行くだけ。ここでいったんリセットでもしない限り、いつまでたっても状況はよくなりません。

何をやってもうまくいかないときは、すっぱりあきらめ、頭と気持ちを切り替え、別のことを始める。自分の新しい挑戦にブレーキをかけて未来の可能性をつぶしてしまわないよう、上手にリセットする――そんな習慣をつけておくことです。


このときに、下手に反省などしてはいけません。うまくいかないときに反省をすると、自分のアラばかり見えてきて、ますます落ち込むだけです。

頭と気持ちの切り替え方は、人それぞれ。美味しいものを食べに行く。好きな音楽を聴く。散歩や買い物に出かける……等々、自分なりの「リセット法」を決めておきます。

そしてリセットしたら、必ず、新しいことに挑戦します。

「リセット」は、「脳の若返り・蘇り」へのターニングポイントになります。

45

ささいなことは気にしない

「ささいなことなのに、
気になり始めたらキリがなくなる」のは、
前頭葉の老化の現れ。
「些時にこだわると、大事がおろそかになる」と心得、
自分に「心配無用」と言い聞かせよう

出かけるときにカギをかけ忘れてしまったような気がする……そう思い始めると、ずっと気になって何をやるにもうわの空。せっかくのお出かけを早々に切り上げて帰宅したというような経験をしたことのある方も少なくないと思い

ますが、あることが気になり始めたらキリがなくなるのは、前頭葉の老化のサインです。

また、中高年に多い、たいした症状でもないのに気になって仕方がなく、病院に行ったら異常なしと言われたのにやっぱり気になって何件もの医者を訪ね歩く、「ドクターショッピング」。これは精神医学的には、無意識のうちに嫌なことを避けようとする気持ちがかえってその嫌なことを引き起こしてしまう「身体化障害」という症状に位置づけられるのですが、いずれにしてもこのようにささいなことにこだわるようになると、肝心要の大事に目がいかなくなったりおろそかになったりします。

ささいなことにこだわり、くよくよするようなネガティブ思考は、脳の老化を早めます。

努めて「ささいなことは、気にしない」ことです。気になり始めても「心配しなくても大丈夫」と自分に言い聞かせるのです。実際、「せっかくのお出かけを早々に切り上げて帰宅したら、ちゃんとカギはかかっていた」というのがオチなのですから。

46

「思い込み」の呪縛から自分を解き放つ

何かをきっかけにくよくよ考え始めると、
どんどん悪いほう、悪いほうへと考えて、
場合によっては「うつ」状態になることも。
そんな「思い込み」の呪縛から
自らを解き放つためには——

中高年になると「うつ」にかかりやすくなる傾向がありますが、とりわけものごとを深刻に考えすぎる人や、思い込みの強すぎる人は要注意です。
最初はたいしたこともないのに、くよくよ考えるうちに思考がどんどん悪いほうへと転がっていき、収拾がつかなくなり、しまいにうつ状態にというのは、ままあるケースです。

ちなみに心理学用語では、最初のきっかけとなった思い込みのことを「自動思考」といいますが、例えば親族にがんで亡くなった方が多いためにちょっと咳が止まらないだけで肺がんだと思い込み（自動思考）、それで「家庭の医学」などの本を引っ張り出してきて読んではますます自分は肺がんだと「確信」してしまう——。

そんなふうに「自動思考」にはまってしまったときには、頭のなかで考えていることを書き出して、さらに他に考え方はないのかを客観的に見つめ直してみます。

肺がんだと思い込んでいても、気管支炎かもしれない、あるいは風邪をこじらせただけかもしれない。そんなふうに「思い込み」の呪縛から解き放たれるきっかけを探すのです。

思い込みの呪縛にはまっている間はしぼんでいた脳も、ここで一気に、水を吸ったスポンジのように膨らんでいきます。

80歳からの認知症より中高年以降の「うつ」に注意

85歳を超えると4割以上の人が、軽症も含め認知症になるといわれています。

一方で65歳〜70歳では認知症の人の割合は1・5パーセント程度、200人に3人くらいですが、実はこの年代の10パーセントくらいの人に、認知症には起因しない「ボケ」症状が現れているのです。

このボケ症状とは、「ひがな一日何もせずぼーっと過ごしている」「口数が少なくなってふさぎがち」「自分から何かをやろうとせず、またやろうと思ってもできない」「もの忘れがひどくなった」「もの覚えが悪くなった」といった意欲低下や好奇心の低下、記憶力の低下の形で現れますが、これらはみな脳の活力低下、つまり脳の老化によるものです。

ところで、認知症は脳の病気で、現代の医学では多少進行を遅らせることはできても、予防や治療はほぼ不可能です。ある意味不可抗力と思って、あきらめるしかありません。

しかし、認知症に起因しない「ボケ」、つまり脳の老化を予防することは可能です。その予防策とは言うまでもなく、本書のメインテーマ「脳の前頭葉を鍛える」ことです。

70代くらいだと、病気（認知症）ではないのにボケ状態になってしまう人が認知症の人よりはるかに多いという現状のなかでは、将来不可抗力の認知症になることを恐れる前に、「ボケ」の予防に努めていたほうが、老後の人生をよりよく生きられるということです。

ここでもうひとつ注意しておきたいのが中高年の「うつ」、とりわけ60代後半あたりからの老人性うつです。

「ボケ」にはうつが原因になっているケースも少なくないからです。

それだけうつが脳に与えるダメージが大きいということなのですが、同時にうつによって脳がダメージを受ければその分、脳の老化も進んでしまいます。

そしてそのようなダメージを受けて脳の老化が進めば進むほど、将来的に認知症になる可能性が高くなるのです。

また「うつ」とまではいかなくても、リタ

イア後には仕事がなくなり人間関係も途絶えがちのなかで、刺激がなくなったうえに不安や寂しさが高じて、気力や意欲の低下が起こることもありますが、これも脳の老化を一気に進めます。

将来的な認知症よりまずは目先の「ボケ」や「うつ」防止。

前頭葉を鍛え、時には人と会って人様に元気をいただく生活習慣を、ぜひ心がけたいものです。

47

他人の決めつけには「ツッコミ」を入れる

人の言うことに簡単に納得するのではなく、
まず「疑問」を持つことが大切。
さらに、「違う」なら何がどう違うのか、
自分の言葉で表現する（ツッコミを入れる）

テレビのワイドショー番組では、一人の出演者が「こうだ」と言えば、他の出演者も皆口をそろえて「そうだ、そうだ」と言います。そんな番組を観ている視聴者の反応はどうかといえば、やはりその「こうだ。そうだ」に流されるままに終わってしまうのです。

これでは前頭葉の廃用が進むばかりと99頁でもお話ししていますが、ワイドショー番組に限らず、「これはこうだ」と決めつけでモノ言う人には、すかさず「ツッコミ」を入れる――これが実に、前頭葉にはよいトレーニングになるのです。

「ツッコミ」を入れるには、人の言うことをそのまま受け流したり鵜呑みにしたりするのではなく、「それは本当か」とまず考えることになります――ここで前頭葉の出番です。

ちゃんと考えて、「それは違うぞ」となったとき、単にテレビに向かって「そりゃ違うだろ！」と叫ぶだけでもまあいいのですが、ここはもう少し頑張ってみましょう。

「なぜ、どう違うのか」「本当のところはどうなのか」を、自分の言葉で論理立てて表現してみます――これはまさしく「出力」です。ここで前頭葉はフル稼働態勢になります。

「ツッコミ」は反論するのが目的なのではなく、要は意識して考えること。心のなかででも疑問を持つ、問いを投げかける。そのことが重要なのです。

48

定説・常識・伝統を疑うクセをつける

歳をとればとるほど保守的になり、思考が老化する。
これを防ぐためにも、
定説や常識、伝統を「疑う」クセをつけておくとよい。
「疑う力」は、「変化対応力」の
基本的な思考習慣でもある

日本人の多くは「疑う力」が弱く、少なくとも「疑う」ことに否定的なところがあり、疑い深い人は「猜疑心が強い」と敬遠されてしまいます。

だからでしょうか、「定説」や「常識」、また「伝統」といわれているものを素直に信じやすく、それらに則ることを美徳とする傾向にあります。

歳をとればとるほど、こうした傾向は強くなり、保守的になるものですが、ここであえて、定説や常識、伝統に「懐疑的になる」ことが、思考の老化防止にもお勧めです。

そして実際に疑ってみて調べてみると、意外や意外、常識が実は常識ではなかったり、長年の歴史的伝統だと思っていたことが実はかなり新しいしきたりであったりすることが「発見」されることもあります。

例えば、常識・伝統とされている、新天皇の即位のときだけ元号を改める「一世一元の制」は意外に新しく明治以後に決められた制度ですし、万世一系の天皇制にも女帝が在位した時代もあり、「常識」も実は時代の流れのなかで変遷を重ねていることがわかります。

こうしてみるとあらためて「変化対応力」が重要だということがわかります。それゆえ、思考の柔軟性、前頭葉の若さを保つためにも「疑う力」は欠かせないのです。

49

「そうだったのか思考」より「そうかもしれない思考」

「そうだ」「そうだったのか」と納得してしまうのはやめて、「いや、こうかもしれない」「ああかもしれない」と「そうかもしれない思考」の習慣をつけると、アイデアや思考の幅が広がるというメリットも

確実に思考の老化を進行させてしまう、人の意見や発言にすんなり「そうだ」「そうだったのか」と納得する「そうだったのか思考」から脱却するべく、142頁で述べたように「ツッコミ」を入れようにも、それが即座には出てこない場合もあると思います。

それに、「1＋1は2だ」と言われて、「いや、それは3だ」とは言いにくいでしょう。

そんなときに役立つのが、「そうかもしれない思考」です。

「1＋1は2である」に対して、「1＋1が2とはならない場合もあるかもしれない」「場合によっては1＋1が4くらいになることもあるかもしれない」なら言えるでしょう。

また例えば「年内には日経平均株価が1万8000円台にまで高騰する」と証券アナリストが言うなら、「そんなことはあり得ない」と言下に否定するのではなく、「せいぜい1万6000円台かもしれない」「むしろ下落して1万5000円を割るかもしれない」……と、このように「かもしれない」だと、ひとつに限らずいくらでもアイデアを出せるというメリットもあります。

そうです。「そうかもしれない思考」は思考の幅を広げるのにも有効なのです。たくさんのアイデアを出すということもまた、前頭葉のよいトレーニングになります。

50

「ムカつく」本を読んで脳に刺激を与える

自分とは真逆の、相容れない意見の本をあえて読んでみる。
そこには新鮮で意外な発見や驚きもあるかもしれない。
たとえムカついても、少なくとも脳にはよい刺激になる

125頁で、安心して読めるような同じ著者の本ばかり読まないことを推奨していますが、さらに一歩進んで、わざと自分の主義と反対の「ムカつく」本を読むこともお勧めです。

例えば革新的な人なら保守層向けの雑誌『正論』を、逆に保守的な人なら革

新層向けの雑誌『世界』を読んでみるのです。

自分と異なるポリシーやイデオロギーに対してはついつい「ふん、どうせいつもの○○論だろう」と一括りにして片づけがちですが、それにあえて真正面から向かってみると「そういう考え方もあったか……」と、意外な発見や驚きもあるかもしれません。賛同はできなくても、少なくとも自分の視野を広げたり思考を柔軟化させたりすることができます。


「そんなメリットもあるのはわかるが、ムカつくものはどうしてもムカつく」という人もいるかもしれませんが、それならそれで、125頁でお話ししている「ツッコミ」の実践に恰好のネタと思えばよいのです。そもそも自分の普段の考えとは真逆のことを言っているのですから、反論もスッと出てきやすいというものです。

もっともあまりにムカつくなら無理にお勧めはしませんが、自分とは正反対の意見と向き合うのはそれだけでもエネルギーが必要で、これが脳にとってはよい刺激になるのです。

51

「権威主義」「属人主義」に陥らないよう気をつける

「誰それがこう言っていた」という枕詞に頼るのは、前頭葉の機能低下や思考の老化によって思考がストップし、曖昧さに対して安心感を求めるようになるから

何か意見を述べるときに、「かの○○もこう言っています」といちいち枕詞をつけなければ気が済まない人がいます。この場合の○○は決まって、誰もが知る有名人であったり、その筋の権威であったりで、少なくとも無名の人や自分自身であることはまずありません。

こういう人は、前頭葉の機能低下、思考の老化が進んでいるとみていいでしょう。

また、「かの〇〇も言っています」とか「文献に書いてあります」という冠がつかなければ、どうも信憑性に欠ける、信用ができないと思ったり無視したりする人も同様です。

若い頃からそうなってしまう人もいますが、一般的に歳をとればとるほど、有名人などの権威を笠に着る「権威主義」や、「この人の言うことだから」というだけで、内容に関係なくその是非を判断する「属人主義」に陥りやすい傾向にあります。

権威主義や属人主義に陥るとますます「思考」がストップしてしまい、新しい思考、発想ができなくなり、基本的に「ひとつの課題に対してひとつの答え」や安易な「決めつけ」に走りがちになります。こうなると坂を転がり落ちるようにして思考の老化が進んでしまいます。

「権威主義」「属人主義」は早期発見、症状に気づいたら早めの手当が肝要です。

52

くだらないことでも趣味にする

年齢や自分の地位や立場には関係なく、自分にとって「好きなもの」「面白いもの」なら、なんでも「趣味」になり得る。「興味を持つ」という思考習慣こそが大事なのだ

日々忙しくて趣味にあてる時間もないし、とりたてて趣味がなくても……と考えている人に、「趣味のある人のほうがうつになりにくい」「リタイア後は趣味のひとつもないと早く老け込む」と言ったところで、「では――」とはなかなかいかないものでしょう。

特に、趣味といえば芸術鑑賞など高尚なものでなければ格好がつかないと思っている人、そもそもどんなことを趣味にすればよいのかわからないというよ

うな人はなおさらです。

しかし「趣味」とは本来、自分にとって「好きなもの」「面白いもの」であればどんなものでも対象になり得るもの。いくつになっても、好きなものは好きなものでいいのです。

子供の頃に夢中になったミニカー収集を40代、50代、60代になって再開してもよいのです。三つ星レストランめぐりでなくても、旨いラーメン屋めぐりでいいのです。

週刊誌などでトピックスとしてよく取り上げられる「オトナの趣味」を見ても、「なんでもあり」です。「ビニ本の歴史」にやたら詳しい文学者もいれば、傍から見れば眉を顰めたくなるようなもの、くだらないことを趣味にしている文化人も意外に少なくありません。

いろいろなことに興味を持つという思考習慣がある人は、年齢の割に若く見える人が多いのですが、要は「何かに興味を持つ」「好奇心を持つ」、そのこと自体が大切なのです。

53

「余計な知識」をどんどんつける

知らない言葉が出てきたら、すぐに調べる——インターネットなら、言葉の意味にとどまらず芋づる式に次々と新しい知識・情報に触れていくことができる。余計な知識も増えれば、発想やアイデアも広がる

本や新聞を読んでいて、知らない言葉が出てきたとき——その言葉の意味自体はわからなくても前後の関係でなんとなく「読めて」しまう場合には、わざわざその言葉を辞書などで調べたりせずに読み飛ばしてしまう人がほとんどで

はないでしょうか。

この習慣をあらため、知らない言葉が出てきたらすぐに調べる習慣をつけるだけで、脳には一石二鳥、三鳥の効用がもたらされます。

今は重くて細かい字がぎっしり詰まった辞書をめくらなくても、インターネットの検索機能を使えばすぐに、いくらでも「答え」が出てきます。

しかも、サイトに貼られたリンクをクリックするだけで、言葉の意味だけでなく、その言葉にまつわる様々な周辺知識や情報まで、幅広く詳しく知ることもできます。

ひとつの言葉の検索から芋づる式に次々と新しい知識が増える――これはネット時代ならではの「前頭葉刺激法」と言えます。

もっとも知識が多いからといって思考に優れているとは言えませんが、少なくとも知識の幅がないと、思考の幅も広がりません。好奇心いっぱいにくだらないことにも興味を持って「余計な知識」をどんどんつけることで、発想やアイデアも豊かになります。

54

「思いつき」や「仮説」を大切にする

実用性や確実性のあることばかりが重視されがちだが、
ノーベル賞なみの発見や発明も
不確実な「仮説」から始まっている。
根拠のない、証明のできない「思いつき」「仮説」でも
口に「出して」みることが大切

「裏付けのない思いつきばかり言うな。確実なことだけを言え」――企業の企画会議などで突拍子もないアイデアを出した日にはそんな罵声も浴びそうですが、日本では企業のみならず、学界でも実用化や仮説の証明のほうが重視される傾向にあります。

一方で、世界的には「ずば抜けた思いつきや仮説」に価値が置かれ、実際ノーベル賞でも、「実用化された何か」よりも「新しい仮説」に対して与えられることが多いのです。

また、「数学オリンピックの優勝者は数学者としては大成しない」と言われますが、数学オリンピックのように「解く力」を競うところで長けていても「問題をつくれる力」がなければダメ、つまり「前頭葉思考」ができる人こそが優秀な数学者だということです。

数学では、今でこそ当たり前になっている方程式も数式も、すべては「仮説」から生まれ、そして実は「仮定」の上に成り立っているもので、想像力と創造力の賜物といえます。

歳をとるにつれて前頭葉が衰えると「思いつき」も「仮説」も出てこなくなり、そのかわりに「決めつけ」や「権威主義」に走りがちです。それを阻止するためにも、「思いつき」「仮説」をひらめかせる訓練――本書でもご紹介しているような前頭葉のトレーニングに励むこと、また「思いつき」「仮説」が浮かんだら、それを口に「出して」みることが大切です。

55

家族とは「つかず離れず」の関係を保つ

常識的な生き方からちょっと外れて、冒険もしてみたい。
でも、夫婦円満・家庭円満の生活も、捨てがたい。
二者択一ではなく、どちらも叶えるためには――

「常識」や「既成概念」に対し、若い頃には徹底して反抗していた団塊世代も、就職して出世競争にもまれるうちに、すっかり「常識人」になっている方も多いのですが、リタイア後には再び、かつての「感覚」がふつふつとわき起こっているかもしれません。

団塊世代に限らず、常識的な生き方からちょっと外れて冒険をしたい――そんな願望を持っている人や、スリリングなちょい悪オヤジや小悪魔的な女性になることに秘かに憧れている人は少なくないと思います。それが不可能のように思われれば思われるほど、です。

しかし、本当に「不可能」なのでしょうか？

確かに、いい夫・いい父親、いい妻・いい母親を続け、夫婦円満・家庭円満で孫たちに囲まれながら穏やかな老後を過ごすというのも、捨てがたい図です。しかしこの「円満な生活」というのは、前頭葉への刺激も少ないため「ボケる」リスクが高いのです。

そうすると、ここは家族とつかず離れずうまくやっていきつつ、ボケ防止のためにも時には小さな冒険をする――そんな生き方が理想なのかもしれません。

小さな冒険――「どんな冒険をしようかな」と思うだけでわくわくしてきませんか。

まだ体力が残っているうちに、ぜひ実現させてみてください。

56

「我慢しない生活」を心がける

前頭葉は「快体験」を求め、「我慢」や「節制」を強いられると働きが鈍くなる。「我慢しない」ことは老化防止のためには「必要悪」と心得、意識的に「我慢しない生活」を心がける

「我慢強くて真面目で几帳面」――日本人の民族的特徴としてこのように評価されることも多いのですが、これは「前頭葉」的にはあまり歓迎できる評価ではありません。

前頭葉は一般に「快体験」の強いときのほうが働きやすい一方、「我慢」を強いられたり過度の節制を強いられたりする禁欲的な生活のなかでは、決まりきったルーティン思考になって自由な発想ができなくなる傾向があるからです。

考えてみると、一昔前には、音楽家や画家、作家などには破滅的で、傍若無人の破天荒な生き方をしている人、波瀾万丈の人生を駆け抜けているような人が多かったものです。

今や芸術家といえどもある程度の「社会性・市民性」がなければ仕事をもらえない時代にはなっていますが、それでも一般のサラリーマンなどに比べれば、自由闊達、奔放な生き方をしている人がほとんどで、少なくともルーティン化した生活を送っているような人はいないでしょう。

「我慢にもほどがある」ように、一般人として生活するうえでは、「我慢しないにもほどがある」のは否めませんが、「我慢しない」ことは、前頭葉を刺激し、老化を防ぐための「必要悪」とでも考え、意識的に「我慢しない生活」を心がけるとよいでしょう。

「リア王」は前頭側頭型の認知症の悲劇

認知症と一口に言っても、その原因によっていくつかの種類があり、大きくは、アルツハイマー型に代表される脳の変性によるもの、血管性認知症など脳血管障害によるもの、そのほか代謝・内分泌性のもの、感染症によるもの、外傷性のものなどがあります。

これからお話しする「前頭側頭型の認知症」は、アルツハイマー型と同様「脳の変性による」認知症の一種で、認知症患者の約5パーセントがこの型と推定されています。

割合的には少数派なのですが、症状は他の認知症に比べ、とても厄介なタイプといえます。

前頭側頭型の認知症では、脳のほかの部分

の機能は保たれているため、記憶や言語機能は初期はかなりしっかりしているのですが、前頭葉機能が著しく低下するため、感情や欲望のコントロールが効かなくなります。

そのため、スーパーなどで欲しいものがあると手を出して万引きしてしまうのですが、見つかってつかまると、たくみに言い訳をしたり、そうかと思うと逆ギレして手がつけられなくなったりなど、周囲を振り回す言動が生じることも珍しくありません。

そのような症状の特徴から私は、「リア王」――シェイクスピアの代表作の悲劇の主人公は、まさにこの前頭側頭型の認知症だったたのではないか、と考えています。

退位を決めた高齢のリア王に対し、3人の娘のうち上の2人は言葉たくみに追従を言ってまんまと領地を手に入れますが、愛情深い末娘は2人の姉のような巧言を弄することもできず、それが父王の逆鱗に触れ、勘当されてしまいます。

しかしその後、もらうものをもらった2人の姉は父を冷遇、身も心もぼろぼろになったリア王はフランス王妃となっていた末娘に再会するのですが、フランス軍が戦争に敗れ、末娘は殺され、悲嘆にくれたリア王はその娘の後を追って自害する——。

このストーリーから、リア王には、騙されやすい一方猜疑心が強く、頑固でキレやすいなど、平板思考、感情の抑制の効かなさ、病識がないゆえの大胆さ等々の前頭側頭型認知症による典型的症状が現れていることがうかがわれます。

リア王の悲劇は、前頭側頭型認知症の生んだ悲劇ということができるでしょう。

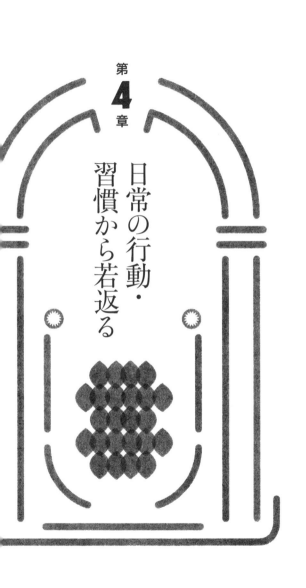

第4章

日常の行動・習慣から若返る

57

いつもとほんの少し違うことをしてみる

日常当たり前になっていることをほんの少し変えてみる。普段なら、以前なら、やってみようとも思わなかったことをちょっとやってみる。

それだけでも前頭葉の喜ぶ「想定外」と出会うチャンスが

いつもの通勤路でも、最寄駅より一駅手前で降りてみる。毎日昼休みに通う喫茶店を別の喫茶店に変えてみる。歩きなれた散歩のルートから外れて、ちょっとどこかに寄り道してみる――こんな何気ない小さな変化を日常のなかに投じるだけでも、「想定外」に出会う確率は、そうしないときの何十倍にもなります。

また、私は特に定年退職後の方々に「ボケ防止」としてお勧めしているのですが、学生時代の友人たちとイベントを企画してその幹事を引き受けるというように、自らイニシアチブをとって何かをやり遂げるという一連の体験のなかには、面白いくらいに「想定外」があります。ここで前頭葉は全開モードになります。

久しぶりにとる仲間への連絡ひとつとっても、それぞれの意外な状況の変化を垣間見て驚いたり、スケジュールを立てたり交通機関や宿泊の手配をしたりするなかでは、「まさかそんなことはないと思っていたのに」という事柄や出来事は何かしらあるもの。これまでそんなことを経験したことのない人であればなおさら、見るもの聞くもの、意外なことばかりのはずです。

「ちょっと○○してみよう」――そんな心持ちだけでも、脳は若返ることができるのです。

58

面倒がらずにおしゃれをする

ぽっちゃりお腹になって、髪も薄くなってきた。

だから、

「もう、おしゃれする歳でもない」

——そう思ったら、ぜひ思い出してみたいこと

中高年になって20代、30代のときのような引き締まった体を維持できなくなるにつれて、「おしゃれ」への関心が薄れていくのは、男女共通にみられる傾向です。

ファッショナブルな服装は「どうせ似合わない」「服が浮きそう」と敬遠し、判を押したように毎日同じような服装でスタイリングなど何も考えずに「そこ

にあるものを着る」。

さすがに「シャツにステテコ」姿は見られなくなりましたが、スウェットやジャージ姿で犬の散歩、というお父さん。自分の背丈を超えて成長した娘さんの「おさがり」とおぼしきTシャツとジーンズにエプロンをかけたまま買い物をしている、お母さん。

でも、そんなお父さん、お母さんにもかつては、自分なりのファッションへのこだわりがあったはずです。「明日のデートには、どんな服を着ていこう？」「今日はちょっとおしゃれをしてショッピングを楽しもう」と、ワクワク、ドキドキしながら鏡の前で、服をとっかえひっかえしていた時代もあったのではないでしょうか。

「もう、おしゃれをする歳でもない」――そう思ったときこそ、そんな時代のときめきを思い出してみてください。そのときめきを思い出せるかどうか。そこにも、これから老化の一途をたどるのか若返りへの扉が開けるのかの、カギがあります。

59

高い洋服を買う

買えば着たくなる。
着れば「それなりの場所」に行きたくなる。
「オトナの贅沢」は、感情を若返らせ、行動範囲を広げ、
脳を活性化する

平日はスーツに身を包んでおけばとりあえずOK、休日はそこらにあるものを着ていればいいや——そんな生活を長く続けて慣れてしまうと、おのずとおしゃれ心も失われ、タンスのなかのコーディネートアイテムも限られてきてしまいます。

「もう、おしゃれをする歳でもない」と感じたら、ここでタンスのなかを今一度見直してみましょう。すると、「おしゃれをする歳でもなくなったから」ではなく、「おしゃれをする服がないから」おしゃれをしなくなってしまった自分に気づくかもしれません。

せっかく気づいたなら、早速、デパートにでもファッションショップにでも足を運び、頭の先（帽子）から爪の先（靴）まで一式、自分自身が「これだ！」と思うファッションアイテムを探して買ってくるのです――が、このときに決してケチってはいけません。

「ホントはこっちのほうがいいけど、あっちの安いほうを買っておこう」なんていうのは厳禁。お財布の許す限りの贅沢を楽しむのです。

こうしてとびきりのお気に入りを買ってくれば、当然身につけたくもなります。身につければどこかおしゃれな場所にでも出かけたくなります。「あの頃のときめき」がよみがえって心も若返り、行動範囲も広がり、未知の自分との出会いもあるはずです。

60

人付き合いにお金を惜しまない

人との「付き合い」「会話」には、脳とりわけ前頭葉を刺激し、活性化させ、快感を覚えさせる効用がある。

脳のアンチエイジングには人付き合いへの「投資」が欠かせない

現役時代は忘年会に歓送迎会、それに勤め帰りに一杯、上司に誘われたり同僚とウサを晴らしたり、……望む望まないにかかわらず「これも仕事のうち」、何かと人付き合いは欠かせません。一方で時間にも小遣いにも限りがあればその分、友人との付き合いは疎遠になりがちで、いよいよリタイアを迎えると職場絡みの付き合いもなくなり、人と一献傾ける機会もほとんどなくなってしまう人も多いと思います。

しかし、現役時代のみならずリタイア後にも、いや、リタイア後であればなおさらのこと、「人付き合い」には惜しみなくお金を遣うべきなのです。なぜなら——。

その理由を挙げるとキリがないくらいですが、まず、人と会話すること自体が脳へ、とりわけ前頭葉への刺激になります。会話から新たな知識や情報を得たり、あるいはその場の話題づくりのためにネタ探しをしたり記憶を引き出したり、あるいは相手の気持ちや考えを推し量ったりと、前頭葉はフル回転です。そして人と飲食をともにすることで感情が浮きたち、気持ちも若返ります。気心知れた相手ならなおさら、脳は快感に包まれます。

何にお金をかけるかはそれぞれ人の価値観にかかわることですが、脳のアンチエイジングを目指すなら、人付き合いへの「投資」は必須と心得ましょう。

61

若々しい行動をする

芸事をきわめるにも、まずは「型」から。
アンチエイジングも、自らの行動パターンから。
何より、「行動そのもの」が
心の若さを保つことにつながる

「芸事をきわめるにはまず『型』から入るのがよい」とは古来いわれているところですが、現代心理学でも、人間の心のあり様は「内側から湧き出るもの」というかつての考え方から、心は「外側から規定されてくる」という考え方にシフトされてきています。

それに伴い、精神分析により心の奥底を探って原因を究明する療法ではなく、「行動を変えれば心も変わってくる」という行動療法が心の治療のトレンドになってきています。

つまり「行動が心を規定する」ということです。「心の若さ」を保ちたいなら、ふるまいや身なり、言動、生活習慣を含めた行動パターンから若々しくあらねばなりません。「自らの行動で心を若くする」のです。

といっても、若い頃のようにハードなスポーツに挑戦したり、服装も思い切り若づくりしたり……ということではありません。そんな無理をしても、「結局若い頃のようにはいかない」と落ち込み、かえって気持ちが老け込むことになります。

「心を若くする」行動といっても具体的には様々ですが、ここで最も大切なのは、何にせよ「とにかく行動そのものを起こす」ことです。その結果、自身のふるまいや身なり、そして生活のなかに生まれる「張り合い」「メリハリ」が心を若くしていくのです。

62

「体育会系の運動」より「好きなことのために動き回る」

体にいいことは脳にもいい。

とはいっても、無理やり体を鍛える必要はなし。

「好きなことのために、動き回る」

これがいちばん、脳をいきいきと若返らせる〝運動〟になる

いつまでも心身若くありたいと、スポーツジムに通ったり、ジョギングや水泳をしたりと、スポーツやトレーニングに励んでいる方も少なくないでしょう。

しかし、体を鍛えたからといって若々しい脳を維持できるかというと、そうでもありません。

往年のスポーツ選手にも認知症やボケになってしまう人がいます。また一方で、昔から運動嫌い、運動音痴でスポーツには無縁という人でも、80、90歳になってもかくしゃくとしている人は、私の周りにもいくらでもいます。

確かに体にいいことは脳にもいいことですし、筋肉の刺激は脊髄から脳幹を通って大脳辺縁系に伝わり、それが新皮質に刺激を与えて脳が元気になる——という理屈もありますが、これは筋肉が鍛えられるから脳が鍛えられるということではありません。

「動くこと」そのものが脳に刺激となって伝わり、脳を活性化するということです。

そうであれば何もスポーツでなくてもいいわけで、買い物に行く、人と食事をするために出かける、コンサートに行く、趣味のサークルに参加する……などなど「好きなことをするために」動き回っていれば、それだけでも脳には快適な刺激になります。やりたくもない運動を嫌々続けているより、脳はよほどいきいきとしてきます。

63

「ウォーキング」より「のんびりお散歩」

「歩くこと」は、足腰を鍛えるだけでなく、心肺機能や代謝機能を高めるなど、体の若々しさを維持する効果も。「散歩」にはさらに、「脳の若々しさ」を保つ効用も――

体の老化は足腰から始まります。ですから、普段から足腰を鍛えておくことはとても大切なことで、「歩くこと」はそのいちばん基本的なトレーニングといえます。

歩くことで、足腰だけでなく心肺機能も高まり、汗をかいて水分補給をすることで代謝機能も高まるほか、歩くなど適度の運動で食欲も高まります。

そんなことで「ウォーキング」も一時期ブームになりましたが、私としては、ひたすら歩くだけのウォーキングより、「のんびりお散歩」のほうをむしろお勧めします。ひとつには続けやすいということもありますが、脳にとってさらなるメリットがあるからです。

散歩道にある街路樹や公園には、様々な草木や花々もあり、四季折々の変化を楽しんだり、日一日のなかにも小さな変化があることを発見できるかもしれません。また、のんびり考え事をしながら歩いているうちに素晴らしいアイデアが浮かんでくるかもしれません。

時にはちょっとしゃれた喫茶店や新規開店したレストランを見つけて一休みしたり新しい「味」に出会ったり、あるいは本屋さんに立ち寄って新しい本を探してみたり……。

このように散歩道には変化と想像の場があふれています。このような環境で脳は快感に満たされ、リフレッシュでき、若々しくなれるのです。

64

「粗食系」より「肉食系」

「歳をとったら肉食を避けて、粗食がいい」

――は、まったくの迷信。

むしろ肉食は「長寿」の条件。

肉料理をガッツリ食べれば、脳も若返る

歳をとるとセロトニンをはじめとする脳の神経伝達物質が減少し、それが「うつ」の原因にもなり脳の老化を早めることになる、と先述しています〈↓23頁〉。しかしこのセロトニンの減少を抑え、脳の老化を防ぐ方法もあるのです。しかもとても簡単な方法です。

それは、「肉を食べること」です。セロトニンの原材料はトリプトファンというアミノ酸なのですが、これは主に肉類に豊富に含まれているからです。野菜中心で、肉をやめて魚ばかりのメニューでは、トリプトファンを十分に摂ることは難しいのです。

そもそも「長生きしたいなら『肉食より粗食』」というのもとんだ間違いです。織田信長が「人間五十年……」と言った時代から360年近く経った昭和20年頃まで、日本人の平均寿命はずっと50歳にも届きませんでした。先進国では最短命国だったのです。そうして昭和22年にようやく50歳を超え、その後爆発的な勢いで平均寿命が延び、今や世界でもトップクラスの長寿国となった背景のひとつに、肉食の普及があるといわれています。

「健康になりたければ肉を控えよ」というのは、日本人の4倍以上もの肉を食べる欧米諸国人の話であって、もともと肉類の摂取量が少ない日本人には当てはまりません。

好きな肉料理を我慢するなんて愚の骨頂です。

65

「メタボ」も「コレステロール」も気にしない

「メタボは動脈硬化の引き金になる」とはいっても、
メタボを気にするあまりコレステロールを
シャットアウトすると
今度は別の健康問題のリスクを引き上げることに。
美味しい食事、美味しいお酒は百薬の長？

内臓脂肪が蓄積したメタボリック症候群は、肥満症、糖尿病、高血圧、高脂血症を併発し、これが動脈硬化の引き金になることから、さかんに「メタボ予防」が叫ばれていきます。メタボの要因の一つとなる「コレステロール」は目の敵にされ、肉類をはじめ、いわゆる「悪玉コレステロール」を多く含む食品は極力とらない、という人もいます。

しかしとかく悪者扱いされるコレステロールにも、実はすぐれた長所があるのです。

コレステロールは、体を構成する細胞膜の原料でもあるため、コレステロールが不足すると細胞の再生がうまくいかなくなり、その結果老化が進んでしまいます。

また、コレステロールからつくられるエストロゲンという女性ホルモン（男性にもあります）は、骨粗しょう症やアルツハイマーを予防する働きがあることがわかっています。

もちろん、コレステロール↓メタボ↓動脈硬化という図式があるのは否めないにせよ、また暴飲暴食は慎むべしとしても、美味しい食事、美味しいお酒を楽しむことこそ脳に喜びを与えます。無理に我慢して食事制限をして欲求不満になるより、気にせず食べたいものを食べてお酒を飲んでハッピーな気分になるほうがよほど健康的といえるでしょう。

66

「中年太り」も気にしない

若い頃はどんなに食べてもあんなにスリムだったのに、中年になったら、あまり食べてもいないのに太ってしまって……とお悩みのお父さん。
そんなことは気にしないのが「身のため、脳のため」

「ベルトの穴ひとつ変わると寿命が10年縮む」――などとまことしやかに言われていたことがありましたが、これも迷信です。若い頃からベルトの穴の位置が変わらないようでないと長生きできないのならば、平均寿命が80歳なんて世界はありえません。

それなりの年齢になれば中年太りは避けられないものです。では中年太りはなぜ起こるのか——原因は様々ですが、ひとつには、男性の場合には男性ホルモンの減少があります。

テストステロンという男性ホルモンには、筋肉を増やし男性的な体格をつくり、内臓への脂肪の蓄積を抑える働きがあります。この男性ホルモンが中高年になって減少すれば、脂肪が蓄積しやすくなるのは「仕方がない」のです。

人工的に男性ホルモンを補充して筋肉マン体型を維持し、肥満を防ぎ心血管疾患のリスクを抑えるアンチエイジング療法もあるようですが、保険の適用もなく、副作用なども懸念されている現状では、万人にお勧めできる方法とはいえないでしょう。

世界的な統計を見ても、実はやや太り気味のタイプのほうが長生きすることがわかっています。粗食系の食事にも健康リスクがあるのですから、中年太りになってもその現実を受け入れ、無理な減量などには走らないほうが身のため、脳のため、といえるでしょう。

67

「食べないダイエット」から「食べ方を工夫するダイエット」に

ヘタなダイエットは、かえって太りやすい体質をつくる。
ダイエットの成功の秘訣は、
「正しい食習慣」を心がけること。
その「正しい食習慣」とは――

中高年になれば中年太りも仕方がないのですが、ダイエットを成功させたいなら、食べる量を減らすのはむしろ禁物です。食べる量を減らすと、基礎代謝が低下するうえ、必要なビタミンやミネラルなどの栄養素まで減らしてしまうことになり、これが細胞の老化の原因となって、かえって太りやすい体質になってしまうからです。

中高年以降のダイエットを成功させるコツは、まず、少量ずつでいいから、たくさんの種類のものを食べること。昼食も麺類だけで済ますのではなく、肉や魚、野菜などの具が豊富に入ったメニューを選ぶか、幕の内弁当にする、など工夫します。

また、食べる順序に気を遣うこと。具体的には、消化酵素を豊富に含む生野菜などを最初にとり、次に肉・魚などのタンパク質、そして最後に炭水化物を摂るというもの。

これには、血糖値が急激に上昇してインスリンが多量に出てしまうことで糖分の摂り込み量が増えて太りやすくなることを防ぐ意味もあります。

さらによく噛んでゆっくり食べること。よく早食いは太りやすいといわれるのは、満腹中枢が満腹サインを出す前に、余計に食べすぎてしまうからです。

このように、「量」より、質や摂り方に気を配る食習慣を心がけることが大切なのです。

68

体力を温存しない

歳をとれば、走るとすぐに息があがり、走らなくなる。

「歳なんだから、もう無理はできない。しないほうがいい」

その思い込みが、ますます体と脳を衰えさせる

歳をとれば、当然体力は落ちます。通勤駅の階段を上るだけで息があがり、「無理して心臓に負担がかかってもよくない」「無駄な体力は使わないほうが若さが保てる」――自らにそんな言い訳をしながらエレベーターなどを利用し、

体力を温存しようとします。

しかし「無駄な体力を使わないほうが若さが保てる」というのも、大いなる勘違いです。

スポーツ選手のように一定の箇所の筋肉を酷使しすぎると筋肉疲労が起こることはあっても、体を使いすぎて体が老化するということはありません。むしろ、人間の体の様々な機能は、「使わなければ衰える」のが必定なのです。

さらに、「できない」という思い込みも、老化を進めます。「もう歳だから、走れません」などと言っていても、何らかの理由で走らざるを得ないときには、結構全速力で走れたりするものです。それなのに「歳だから走れない」とブレーキをかけてしまうと、ますます走れなくなってしまいます。

また、若い頃からなるべく車やエレベーターを使わずに歩いていた人は、比較的高齢になってもしゃんしゃんと歩けるように、体力は若い頃からの習慣にも左右されます。

いずれにしても「使って鍛えて衰えさせない」、これが鉄則です。

69

ラクチンな服は着ない

中高年になると、
ラクチンで、ぽっこりお腹もうまくカバーしてくれる
ゆるめファッションについつい流れがち。
しかしそこには、「老化進行の悪循環」の危険が
潜んでいることをお忘れなく

男女問わず、歳をとってくると締め付けのない、例えばパンツやスカートはウエストゴム入りのゆるめファッションに流れがちです。

お腹周りの脂肪を隠すにも絶好のスタイルですが、このスタイルを始めると、ウエストはますます太くなっていきます。

それより何より問題なのは、このようなラクチンなファッションのそのラクさに慣れてしまうと、際限なくラクさを追求するようになり、多少ルーズな外観に見えても人目が気にならなくなっていくことです。

若さを保つためには、「人目を気にする」ことがきわめて重要なのです。

では、人目のない家のなかならいいのか——これもＮＯです。

面倒くささで自分のだらしなさを許してしまうと、それは生活態度全般にわたってルーズさを増長させてしまいます。その結果、「行動が心を規定する」〈↓175頁〉という基本原理からいくと、老化を進めてしまうことは言うまでもありません。

老化が進んでますますいろいろなことが面倒になるという悪循環に陥らないためには、「見た目」に気を遣い、ラクチンな服にはなるべく手を出さないのが賢明です。

70

時には「盛装」をする

単調な生活のなかにも、
いや、単調な生活のなかだからこそ、
「メリハリ」を自らつけることが大事。
それをまずは、服装から始めてみよう

勤めているときには、休日はひがな一日パジャマ姿で過ごしていても、平日は、男性ならスーツとネクタイ、女性もきちんと感のあるファッションでしゃきっと見せています。

しかし仕事をリタイアしてしまうと、そんな、いってみれば「ハレとケ」のメリハリもなくなってしまうのですが、そこから老化も進んでしまうので要注意です。

ところで私は、日本人は50、60代になったら和服を着るのがよいと思っています。「和服は年寄りくさい」と思われがちですが、実はこれが「老化防止」にきわめて有効なのです。

和服を着るのはかなり面倒、特に女性の場合は着付け教室にでも行って習ってこない限り、一人で着るのは困難です。しかも、和服にはそれなりにお金がかかります。

つまり、和服を着ようと思えば自分自身にかなりの「無理」を強いるわけですが、この無理して苦労するという行為が、老化防止に役立つのです。

さらに、毎日でなくても、例えば外に美味しいものを食べに行くとき、子供や孫のお祝い事や演奏会に行くときなど「特別な日・ハレの日」に和服を着る。あるいは洋服でも「盛装」をする――。

それによって生まれる生活のなかの「メリハリ」が、気持ちにもメリハリを生み、前頭葉を刺激して若々しさを保つことになります。

71

必要になったら迷わず老眼鏡をかける

気が付くと、眉間にしわを寄せ目を細めて新聞を読んでいた。
小さな文字のカタログを、目を離して読むようになった。
「ああ、いよいよ……」と思ったら、
現実にあらがわず、早めのケアを

「最近の年寄りは、昔より若々しい」――そう感じている人は多いと思います。

確かに平均寿命が延びるにつれ、臓器や筋肉、運動神経、それにルックスも含めて全体的に老化のスピードも落ちているようです。

しかしなぜだか、目や耳などの感覚器官ではほとんど昔と変わらず、一定の歳になるとそれなりに加齢現象が現れてきます。特に目は、テレビやパソコンなど目の負担になるものが身の周りに多いせいか、40代くらいで老眼になる人も少なくありません。

ところが、それまでずっとメガネを使用していた人はともかく、視力は至って正常・良好だった人は特に、老眼鏡をかけたがらない傾向にあります。

これには、自らの肉体が「老化」しているという現実を認めたくない、という心理も働いているのでしょう。

しかし、新聞を読むのにいちいちしかめ面しているのも年寄りくさいものです。それに、文字が見えにくくなると「読む」ことが億劫になり、新聞や本も読まなくなりがちです。

そのことによる脳への悪影響を考えたら、ここは観念して、早めに老眼鏡をつくることをお勧めします。

72

笑いを生活のなかに取り込む

「笑うこと」で免疫力がアップし、
病気にかかりにくくなる。
日常のなかに「笑い」を取り込み、
「病気にならない生活」を心がける

「笑う門には福来る」——これはどうも、科学的にも真なりのようです。

ある医師の実験で、お笑いを劇場で観た後には観る前より免疫細胞として働くリンパ球の一種「NK（ナチュラルキラー）細胞」がほとんどの人で活性化したという結果が出たそうです。

これはすなわち、「笑うことで免疫力がアップする」ことを意味しています。特にがんなどの予防に効果があるのではと注目されているのですが、免疫力がアップすれば、病気にかかりにくくなり、病気になっても治りやすくなります。

何かしら病気になれば、体のあちらこちらの機能が低下、脳も体の一部ですから当然影響を受けます。気力も低下します。大病をして一気に老け込むことはよくあることです。

アンチエイジングの実は最も基本にして必須のことで、当たり前すぎて忘れがちな「病気にならない生活」を送ること。そのためにも、常に「笑い」を生活に取り込むのです。

87頁で先述している通り、私自身はあまりテレビのお笑い番組はお勧めしませんが、喜劇映画や落語など「脳をくすぐる笑い」に触れることは大切です。

しかし何よりお勧めなのは、日常生活のなかで家族や友人たちと笑い合える関係、笑いの絶えない空間をつくりあげることです。

73

健康診断の値は気にしない

健康診断の結果に一喜一憂するのは意味がない。
歳をとったら、少しくらいは「異常値」があっても当たり前。
数値の上下だけを気にしすぎると、
かえって老化を早める結果になることも……

健康診断の結果、少しでも血圧が高いと毎日朝昼晩と血圧を測るようになったり、コレステロール値が高いと「肉断ち」をしたり……このように過剰に反応して極端な行為に走るのは、老化を早めるだけ。少なくとも脳が喜ぶ行為ではありません。

それにそもそも「異常値＝病気」ではないのです。

「正常値」「異常値」という概念も、実は平均と偏差から生じるもの、つまり「〝一般的〟にはこのくらいの値にある人が多い・少ない」という統計から出てくる数値にすぎません。

ですから、〝一般的〟な平均年齢を超えて高齢になっていけば、誰しも何らかの検査結果に「異常値」が見られることは、当たり前といえば当たり前。致命的な病気に直結するような場合でもなければ、ほどほどに放っておいてかまわないのです。

医師のなかには、健康診断を受ける人のほうが「老化が進む」「かえって病気になる」という人もいるくらいです。

こういうものはいったん気にし始めると、その数値を上げ下げすることが目的になってしまい、これにやっきになるあまりかえって体に悪影響を与えたり、あるいは重大な異状や変化が見過ごされたりすることにもなりかねないのです。

74

「健康オタク」「不調自慢」はやめる

健康を気にしすぎるのは、
他に関心事がないから。
新たに興味を持てることを探し、一所懸命になるほうが
よほど健康にもなれるというもの

サプリメントや健康器具で「○○がいい」と聞けばすぐにとびつき、「健康のためには□□がいい」と聞けば即実践、「××は健康に悪い」と聞けば即、徹底排除――。

こんな「健康オタク」になるのは、実は周りへの関心が希薄な人、あるいは

他に興味を持ってやりたいと思うことがない人、なくなってしまった人です。

歳をとるにつれて健診結果をやたら気にしたり「健康第一」と言うようになるのも、加齢により疾病のリスクが高くなるためだけではありません。他に興味関心を持っていることがたくさんある若い頃より、周りへの関心が希薄になるからです。

周りへの関心が希薄になるのは、前頭葉の衰えを意味します。

また、中年以降の人に見かける「不調自慢」。寄ると触ると「あそこが痛い、ここが悪い」という話で盛り上がるのですが、これも他に話のネタのない年寄りのすることとです。

健康オタクも不調自慢も、「健康」くらいしか関心事がないということ、それだけ脳に刺激のない人たちということで共通していますが、そんなことをやっているヒマがあるのなら、新たに興味の持てることを探し、一所懸命になることです。

そうすることで脳が喜び、むしろ真の健康を得ることができるはずです。

75

お酒は適量を守る

会話が弾み、気分も高揚する楽しいお酒は
脳にとって「功」も多いが、
「飲みすぎ」は「うつ」のリスクを高めるので、要注意

会社帰りに気の合った同僚たちと一杯。久しぶりに学生時代の仲間たちと会って一杯。美味しい料理とお酒で話が弾み、刺激を受け、感情も発散できて、

気分も華やぐ――そんな楽しいお酒は、特に酒好きの方にとっては、きっと何ものにも代えがたいものでしょう。

しかし「飲みすぎ」は、体の健康のためにはもちろん、「脳」のためにも要注意です。

過度のアルコールは、脳内のセロトニンを減少させてしまうからです。

31頁で前述した通り、加齢によるセロトニンの減少は避けられないのですが、お酒を飲みすぎるとそれに輪をかけてセロトニンの減少に拍車がかかってしまいます。そうすると、「うつ」になるリスクも高まることになります。

適量のお酒をワイワイ楽しく飲んでいる分には、脳への刺激と感情の高揚、それに肉類をさかなにすればそこから摂取できるトリプトファンがセロトニンの減少を抑えるなど「脳にいいこと」も多く、うつの予防にもなるのですが、「一線を越えてしまう」と、せっかくの「功」が台無しになって、お酒の「罪」の面が現れてきてしまいます。

ましてひとり酒となると、脳へのよい刺激もなく、またついつい飲みすぎてしまうので、なおさら注意が必要です。

76

習い事でも自分なりの独自性をめざす

前頭葉が衰え始める中高年になったら
「型から入る」芸事より、
自由に、スキルやテクニックを気にせず
「自分」を表現する面白さを追求したほうがいい

古来いわれている「芸事をきわめるにはまず『型』から入るのがよい」の本来の意味は、「芸事はお手本を真似る＝まねぶ＝学ぶことで基本を覚え、その基本の型をしっかり身につけて初めて自分なりのオリジナリティを表現することができる」というものです。

中高年になると「本物志向」が強くなり、習い事をするにも「型から入る」

べく正統的な流派に入門したり、基礎の基礎から手取り足取り教えてくれる教室に参加したりする人も多いのですが、しかし、中高年になって新しい趣味を持つ、習い事をする意義のひとつに「前頭葉を刺激する」ということがある点からは、これはあまり好ましくありません。

むしろ、型にこだわらない、自分ならではの工夫や独自性を発揮できるもの、方法が望ましいのです。どんなことでも上達すれば嬉しいものですが、スキルやテクニックより、自分が表現したいと思っていることを素直に表現する面白さを求めるほうがよいのです。

アマチュアは自分の欠点を補おうとするが、プロは欠点に目をつぶっても自分のよさを伸ばしていこうとする――といいますが、実はそこが、人を惹きつけるプロと、どんなにうまくてもあまりオーラを感じさせないアマとの違いなのです。

前頭葉が衰える年代になったら「ベストアマよりプロ的な何か」を目指したいものです。

77

「家庭内離婚」「仮面夫婦」状態を打破する

「家庭内離婚」「仮面夫婦」を続けるうちに、前頭葉はどんどん老化していく。そんなことになるくらいなら、すっぱり別れて新しい可能性を追求したほうがいい

「熟年離婚」という言葉がすっかり定着して久しい昨今ですが、そんな離婚の多くは、妻側からの申し出によるもの。ある日突然、離婚届を突き付けられて慌てるのは夫のほう。

しかし仮にここでいったん元のさやに収まっても、その後もこれまで通り一緒に暮していけるのか——もちろん、「とりあえず」一緒に暮らしていくだけ

ならできなくもありません。惰性で、いわゆる「家庭内離婚」「仮面夫婦」を続けながら。

しかしこれほど、互いの脳にダメージを与え合う関係もありません。

まず、我慢。これが前頭葉機能を低下させます。

さらに、惰性でずるずるの生活では前頭葉を刺激するチャンスもありません。

そんな生活を続けるくらいなら、すっぱり別れて、再婚活でもして第二の結婚生活に踏み出すことも選択肢のひとつとして考えたほうがよいのではないか、と私は思っています。

さらに、人生80年もあるなら生涯2回結婚制というのも「アリ」ではないかと思います。

子供を産み育てるための結婚と、晩年の人生を本当に気の合う人とともに送るための結婚と――そのほうが新しい可能性も開けてくるというものです。

「そうは言っても今さら自分の生活は変えられない」、まずはその思考を変えることです。

趣味をより楽しむコツ

２０５頁で、「中高年以降の趣味は、型にこだわらない、自分ならではの工夫や独自性を発揮できるもの、方法が望ましい」と言いました。

しかし実際にはどんな趣味であれ、自分ならではの工夫や独自性を発揮できるかどうかは、自分次第、というところがあります。

楽器演奏にしても写真にしても、本来はどんなふうに演奏しようがどんなふうに撮ろうが、本人の自由なのです。もちろんそれ以前に音の鳴らし方、カメラの使い方など基本的なスキルを習得することは必須ですが、そこのところさえクリアできれば、自分の弾きたいものを弾きたいように、撮りたいものを撮りたいように撮ればいいだけのことです。

ところが、これは比較的男性に多い傾向なのですが、歳をとるとどうしても「技術」に走りがちなのです。

ある写真教室の講師の方からうかがった話ですが、どのクラスにも、教室の仲間に対して、「この写真は露出オーバー気味だ。シャッタースピードが遅すぎたんじゃないか」とか、「絞りをもう少し開き被写界深度を浅くして、背景をぼかしたほうがいい」とか、やたらアドバイスをする中高年男性の「教え魔」がいるものだ、というのです。

また、若い女性の生徒は、「花の色がいきいきとして、きれいな写真をとりたい」など、自分なりのイメージを表現することを重視するのに対し、中高年男性は、「構図は……」「露出調整は……」と技術的な細かなところにこだわる傾向があるそうです。

そうすると、確かにこうした中高年男性のほうがテクニック的には上達するのですが、彼らの撮る「おもしろいな」と思う写真はめったにないといいます。

一方で、ある程度「型」も必要とされそうな社交ダンスですが、しかし例えば「タンゴ」などは、もともとが阿波踊りのようなもので、あまり型的な要素はなく、「まあ、男性がなんとかして女性を引っ張り込むようなそんな大胆な気持ちや姿勢でやれば、サマになるものですよ」と、ダンスの先生にもうかがったことがあります。

スキルやテクニックにはまりやすいのも、前頭葉が老化したときに現れやすい傾向のひとつですが、それであればなおさら、スキルやテクニックなどは二の次にして、「上手になる」より「好きなようにやる」ことを目指したほうがよいのです。

本書は２０１４年に小社が発行した『一生ボケない脳をつくる77の習慣』の大活字版です。

一生ボケない脳をつくる77の習慣〈大活字版〉

発行日2016年10月15日　第1刷

Author　和田秀樹
Book Designer　三木俊一（文京図案室）

Publication　株式会社ディスカヴァー・トゥエンティワン
〒102-0093 東京都千代田区平河町2-16-1 平河町森タワー11F
TEL 03-3237-8321（代表） FAX 03-3237-8323　http://www.d21.co.jp

Publisher　干場弓子
Editor　大活字本チーム

Marketing Group　Staff　小田孝文　吉澤道子　井筒浩　小関勝則　千葉潤子　飯田智樹　佐藤昌幸　谷口奈緒美　山中麻吏　西川なつか　古矢薫　原大士　蛯原昇　安永智洋　鍋田匠伴　榊原僚　佐竹祐哉　廣内悠理　梅本翔太　奥田千晶　田中姫菜　橋本莉奈　川島理　倉田華　渡辺基志　庄司知世　谷中卓

Assistant Staff　俵敬子　町田加奈子　丸山香織　小林里美　井澤徳子　藤井多穂子　藤井かおり　葛目美枝子　伊藤香　常徳すみ　イエン・サムハマ　鈴木洋子　松下史　片桐麻季　板野千広　阿部純子　岩上幸子　山浦和　住田智佳子　竹内暁子　内山典子

Operation Group　Staff　池田望　田中亜紀　福永友紀　杉田彰子　安達情未

Productive Group　Staff　藤田浩芳　千葉正幸　原典宏　林秀樹　三谷祐一　石橋和佳　大山聡子　大竹朝子　堀部直人　井上慎平　林拓馬　塔下太朗　松石悠　木下智尋

Degital Group　Staff　松原史与志　中澤泰宏　中村郁子　伊東佑真　牧野類　伊藤光太郎

Global Group　Staff　郭迪　鄧佩妍　李瑋玲

Proofreader　文字工房燦光
Printing　株式会社シナノ

ISBN978-4-7993-1987-1